AF452298

PÉTITION

RELATIVE A LA

QUESTION DE LA CONTAGION

ET AUX

MESURES SANITAIRES.

PÉTITION

ADRESSÉE A LA

CHAMBRE DES DÉPUTÉS

PAR N. CHERVIN,

MEMBRE TITULAIRE DE L'ACADÉMIE ROYALE DE MÉDECINE,

à l'effet

D'obtenir que les résultats de l'enquête officielle que le Gouvernement a fait faire aux États-Unis d'Amérique, sur la conduite de
ce médecin, sur son caractère moral et sur la question de
la contagion ou de la non-contagion de la fièvre jaune,
soient publiés aux frais de l'administration, ainsi
que les lettres ministérielles qui ont provoqué cette enquête;

ET SURTOUT

Pour appeler l'attention de la Chambre sur la nécessité d'une prompte
réforme dans notre système et notre législation sanitaires;

SUIVIE DES PIÈCES A L'APPUI.

PARIS.

IMPRIMERIE ET FONDERIE DE A. PINARD,

QUAI VOLTAIRE, N° 15.

JANVIER 1833.

PÉTITION

A MESSIEURS LES MEMBRES

DE LA

CHAMBRE DES DÉPUTÉS.

MESSIEURS,

La manière honorable dont les pétitions que j'ai eu
l'honneur d'adresser précédemment à la Chambre des
Députés ont été accueillies (1), le bien que leur renvoi
aux ministres a déjà produit pour les contribuables (2),
et surtout la noble mission que vous avez reçue de la
France, me sont de sûrs garans que la demande que
j'ai l'honneur de vous adresser aujourd'hui sera également prise en haute considération, et que les intérêts
de l'humanité, de la science et du commerce ne seront
point sacrifiés aux vues systématiques des conseillers de
l'administration en matière sanitaire, qui, après avoir
entraîné le gouvernement dans les plus graves erreurs,
dans des mesures ruineuses pour le pays, cherchent à le

---

(1) Voir le *Moniteur* du 1er mars 1826 et du 14 juillet 1828.
(2) Voir le *Moniteur* du 14 juillet 1828 et du 19 juin 1829.

1

retenir, à quelque prix que ce soit, dans la funeste di-
rection qu'ils lui ont imprimée. Voici les faits qui moti-
vent ma demande.

En 1828 et en 1829 , M. le ministre de l'Intérieur fi
faire aux États-Unis d'Amérique, par le département des
Affaires Étrangères, une enquête officielle sur ma con
duite dans ce pays, sur mon caractère moral, et sur
l'opinion des médecins américains relativement à la
question de la contagion ou de la non-contagion de la
fièvre jaune. L'administration obtint sur ces différens
points de nombreux documens qui durent lui inspirer
d'autant plus de confiance qu'ils avaient été recueillis
par ses propres agens, par MM. les consuls de France
dans l'Amérique du Nord; mais elle fit en même temp
un si grand mystère et de l'enquête dont il s'agit et de
ses résultats, que je n'en eus connaissance que deux an
après, par une lettre qui me fut adressée de Philadelphie
Dans quel but l'autorité ordonna-t-elle une pareill
enquête, et pourquoi en a-t-elle tenu les résultats secrets
Les efforts de nos administrateurs contagionistes pour
anéantir mes recherches sur la fièvre jaune vont nous
l'apprendre.

Après avoir voyagé pendant dix années consécutives
dans l'un et l'autre hémisphère, pour y recueillir des
faits propres à faire résoudre le grand problème de la
contagion de la fièvre jaune, je revins dans ma patrie
avec près de mille documens authentiques sur cette
grande et importante question. Je rapportai aussi de
régions lointaines que j'avais explorées la ferme et intime conviction que la fièvre jaune n'est point contagieuse, et que, par conséquent, les divers établissemens
sanitaires dont le gouvernement avait ordonné la for
mation dans la vue de mettre la France à l'abri de ce
terrible fléau, seraient non seulement inutiles, mai

encore dangereux en ce qu'ils tendraient à consacrer
une erreur funeste à la société.

D'après cela, j'adressai à la Chambre des Députés une
pétition par laquelle je demandai l'ajournement de la
formation des établissemens sanitaires projetés, vu que
le principe sur lequel repose la loi du 3 mars 1822, la
transmissibilité de la fièvre jaune, ne paraissait point
établi sur des bases solides et invariables, et qu'il fallait
par conséquent attendre de nouvelles lumières sur ce
sujet avant de prodiguer notre or pour des établissemens dont le moindre inconvénient, s'ils n'étaient pas
nécessaires, serait d'avoir coûté des sommes énormes.

Je proposai en même temps à la Chambre des Députés
de faire examiner les nombreux documens authentiques qui sont en ma possession, afin de s'assurer s'ils
étaient de nature à motiver l'ajournement de la formation des établissemens sanitaires projetés.

Aussitôt que ma pétition fut portée à la connaissance
de nos administrateurs contagionistes, M. de Boisbertrand, qui était alors membre de la Chambre des Députés et directeur des établissemens d'utilité publique, fit
tous ses efforts pour circonvenir l'honorable rapporteur
qui était chargé d'en rendre compte à cette Chambre,
et lui faire prendre des conclusions contraires à ma
demande : heureusement ses démarches furent vaines.
M. le comte de Caumont Laforce repoussa, comme il le
devait, cette étrange proposition de son collègue, et il
eut l'attention de m'en prévenir pour qu'au besoin ma
pétition fut convenablement appuyée, présumant que
M. de Boisbertrand ne manquerait pas de prendre la
parole contre.

Il n'en fut rien. Le 11 mars 1826, la Chambre des
Députés renvoya ma pétition à M. le ministre de l'intérieur sans la moindre opposition, *en invitant ce ministre à*

faire examiner avec soin les nombreuses pièces et documens dont elle était appuyée (1).

Les démarches de M. le directeur des établissemens d'utilité publique pour faire écarter ma pétition, annonçent clairement le peu de sympathie que l'administration avait dès le principe pour mes recherches, ainsi que son vif désir de les rendre nulles.

Le 31 mai 1826, M. de Boisbertrand se dédommagea, à l'occasion du budget de l'Intérieur, du silence qu'il avait gardé lors du rapport sur ma pétition. Il lut en faveur de la contagion de la fièvre jaune et des lazarets destinés à nous en préserver, un long discours dans lequel il s'exprime ainsi.

« Les partisans de l'infection prétendent tirer un « parti victorieux des documens apportés par le docteur « Chervin. Messieurs, je rends hommage au zèle, au « noble dévouement, au désintéressement de ce méde- « cin. Il a sans doute acquis, par ses longs et péril- « leux travaux, les plus justes titres à l'estime publique « et à la bienveillance de l'administration ; mais les élo- « ges que je devais à sa conduite ne peuvent pas chan- « ger la nature des preuves qu'il a pu recueillir. J'ai lu, « Messieurs, ces documens ; j'ai lu, du moins, tous ceux « qui sont écrits en langue française ; et, loin qu'ils « aient pu changer mon opinion, il n'ont servi qu'à la « changer en conviction absolue.

« Vous ne sauriez, en effet, Messieurs, vous faire une « idée exacte de la faiblesse des argumens qu'ils ren- « ferment, de l'impuissance des faits qui leur servent « de base, de la fausseté des conséquences, et des offen- « ses faites à la logique dans ces tristes productions de « l'esprit de système.

---

(1) Voir le *Moniteur* du 12 mars 1826.

« Est-ce donc sur des documens aussi indigestes, et
« d'après des autorités d'un pareil poids, que vous pour-
« riez, Messieurs, changer un système sanitaire dont
« tout démontre la nécessité (1) ? »

En faisant entendre un pareil langage du haut de la
tribune nationale, M. le directeur général des établissemens sanitaires croyait certainement frapper à mort
tous mes documens, et rendre mes longs et périlleux
travaux de nul effet; mais les jugemens de nos deux
premiers corps savans, d'abord de l'Académie royale
de Médecine, et ensuite de l'Académie royale des Sciences, vinrent lui apprendre qu'il s'était trompé.

La Chambre des Députés ayant renvoyé ma pétition à
M. le ministre de l'Intérieur, je demandai à ce ministre
qu'il fût créé une commission spéciale pour procéder
à l'examen des documens dont elle était appuyée. M. de
Corbière rejeta ma demande, et m'engagea à soumettre
les documens dont il s'agit au jugement de l'Académie
royale de Médecine. J'acceptai sa proposition, et je le
priai en même temps de vouloir bien inviter ce corps
savant « à examiner les documens que j'aurais l'hon-
« neur de lui soumettre, *pour s'assurer s'ils étaient de*
« nature à motiver l'ajournement que j'avais demandé dans
« ma pétition à la Chambre des Députés, de la formation des
« divers établissemens sanitaires projetés d'après la loi du
« 3 mars 1822, dans la vue de préserver la France de la
« fièvre jaune. »

Peu de jours après, M. de Boisbertrand me répondit
pour le ministre, que, d'après ma demande, *il venait d'in-*
viter l'Académie royale de Médecine à désigner une commission
spéciale pour prendre connaissance des nombreux documens

---

(1) Voyez le *Moniteur* du 2 juin 1826.

que j'ai recueillis sur la fièvre jaune et SUR LES MESURES SA-
NITAIRES.

Le 24 juillet 1826, il fut encore plus explicite. Il m'é-
crivit au sujet d'une lettre qu'il venait d'adresser à l'A-
cadémie royale de Médecine : « J'ai demandé dans cette
lettre, que la commission chargée de l'examen des documens que vous avez bien voulu me communiquer *ne
s'occupât d'aucune question étrangère à celle* QUE VOUS AVEZ
VOUS-MÊME POSÉE. »

La commission se conforma en tout point à la teneur
de la lettre ministérielle; et, le 15 mai 1827, après un
examen approfondi de près de 11 mois, et les plus mûres
délibérations, elle lut à l'Académie royale de Médecine
son rapport sur mes documens, dont les conclusions se
terminaient ainsi :

« On veut savoir ce qui est resté dans notre esprit de
« la lecture d'un si grand nombre de pièces authenti-
« ques dans leur forme, presque toutes dans le sens de
« la non-contagion. En répondant qu'il en est résulté
« pour nous une impression favorable à ce système, nous
« ne faisons qu'exprimer l'opinion unanime des mem-
« bres de votre commission. Après avoir pris connais-
« sance de tous les documens qui lui ont été soumis ;
« après les avoir lus, analysés et discutés un à un, pièce
« à pièce, elle pense donc qu'ils méritent l'attention la
« plus sérieuse, et qu'ils peuvent influer puissamment
« sur la solution négative de la question de la contagion
« de la fièvre jaune, telle, au moins, que cette question
« a été entendue et discutée jusqu'à ce jour. En un mot,
« votre commission est d'avis, pour rentrer dans les
« termes mêmes de la demande relatée dans la lettre de
« son excellence, *que les documens recueillis par M. Cher-
« rin sont de nature à motiver l'ajournement qu'il a demandé
« dans sa pétition à la Chambre des Députés, de la formation*

des établissemens sanitaires projetés d'après la loi du 3 mars 1822, pour mettre la France à l'abri de la contagion de la fièvre jaune (1). »

Ainsi qu'on le voit, ce jugement solennel du premier corps médical de France ne ressemble en rien à celui de M. de Boisbertrand rapporté plus haut; et ces conclusions, chose bien remarquable, furent prises *à l'unanimité* par les *dix-sept* commissaires présens à la délibération : le dix-huitième, qui était l'illustre professeur Vauquelin, ne put y assister par cause de maladie; mais il n'était point en dissidence d'opinion avec ses collègues.

L'Académie de Médecine entendit la lecture du rapport sur mes documens avec le plus vif intérêt, et décida, à la presque unanimité, que ce rapport serait imprimé et distribué aux membres de cette société avant la discussion.

Dès que les conclusions que je viens de transcrire furent connues de l'autorité, une lettre ministérielle des plus menaçantes fut adressée au conseil d'administration de l'Académie, lequel se réunit incontinent en séance extraordinaire, le 17 mai, et fit ajourner l'impression du rapport sur mes documens, sous prétexte que MM. les membres de la commission médicale envoyée à Barcelone se trouvant gravement inculpés dans ce rapport, il était dans *les convenances* de leur donner le temps d'y joindre une réfutation. Le 5 juin suivant, l'Académie entendit en effet M. Pariset contre le rapport dont il s'agit, bien que ce rapport ne fût point encore en discussion, violant ainsi d'une manière flagrante et son règlement et les usages académiques.

----

(1) Voir le *Rapport sur mes documens*, édit. in-8°, page 95, et mes *Remarques sur les conclusions* de ce rapport, page 96.

Par une nouvelle lettre ministérielle du 9 juin 1827, M. de Boisbertrand ordonna à l'Académie royale de Médecine de faire supprimer du rapport de sa commission la partie des conclusions qui était relative à l'ajournement de la formation des établissemens sanitaires projetés, prétendant que l'autorité ne lui avait point demandé d'examiner mes documens pour savoir s'il y avait lieu de suspendre ou non la construction des lazarets (1).

L'Académie obéit aux injonctions du pouvoir : elle fit disparaître du rapport de sa commission la seule conclusion qui répondît à la demande du gouvernement; mais elle prouva en même temps qu'elle n'avait point outre-passé son mandat ; qu'elle avait été chargée d'examiner les documens que je possède, pour s'assurer s'ils étaient de nature à motiver l'ajournement de la formation des établissemens sanitaires projetés, et *rien de plus* (2).

M. de Boisbertrand ne s'en tint pas là. Il exprima le désir que l'impression du rapport sur les documens de M. Chervin fût ajournée indéfiniment ; c'est-à-dire qu'il n'en fût plus question. L'Académie ne crut pas devoir porter la condescendance jusque là. Elle fit imprimer le rapport pour la discussion, comme elle l'avait arrêté, mais elle se borna, dans celle-ci, « à déterminer jusqu'à « quel point les documens recueillis par M. Chervin « sont de nature à modifier les idées qu'on s'est faites « jusqu'à ce jour sur la contagion ou la non-contagion « de la fièvre jaune (3). » Pendant tout le cours de cette

---

(1) Voir le *Rapport*, édit. in-8°, page 4.

(2) Voir le *Journal général de Médecine* pour juillet 1827, où le rapport fait à l'Académie sur la position de la question a été inséré.

(3) Voir le *Rapport*, édit. in-8°, page 4.

mémorable discussion. L'influence du pouvoir se fit encore sentir d'une manière bien déplorable et bien affligeante pour les amis de la vérité, comme pour tous ceux qui tiennent à la dignité et à l'indépendance des corps savans (1).

On avait mis, le 17 mai, le manuscrit du rapport sur mes documens à la disposition de M. Pariset, pour qu'il pût y répondre avant la discussion, et il eut cette pièce entre les mains pendant trois semaines. Mais lorsque je demandai un exemplaire imprimé de ce même rapport, ainsi que de la réponse de M. Pariset, à laquelle je me trouvais dans la nécessité de faire une réplique, cet exemplaire me fut refusé et par le conseil d'administration de l'Académie et par M. le ministre de l'Intérieur, ou, pour mieux dire, par M. de Boisbertrand. Mais pendant qu'on me refusait cette pièce, qui m'était indispensable pour ma propre défense, on la distribuait officiellement à des personnes qui n'en avaient nul besoin, tel, par exemple, que M. Hyde de Neuville.

Le 22 janvier 1828, les conclusions mutilées du rapport sur mes documens furent enfin adoptées à l'unanimité moins une voix par l'Académie royale de Médecine, avec quelques nouvelles modifications que les amis du pouvoir parvinrent à obtenir au moyen d'allégations plus qu'inexactes.

Ce rapport, ainsi revêtu de l'approbation de l'Académie, fut adressé à l'autorité qui l'avait demandé; et comme je désirais le publier, dans l'intérêt de la vérité

------

1. Ce qui se passa dans cette circonstance à l'Académie royale de Médecine fait voir combien il serait à désirer que cette société existât en vertu d'une loi, et qu'elle ne fût point livrée, comme elle l'est à présent, au bon plaisir de l'administration.

et pour appuyer une nouvelle pétition que j'avais présentée à la Chambre des Députés, je priai M. le ministre de l'Intérieur de vouloir bien me faire remettre une copie des conclusions que je tenais à avoir d'une manière officielle, et qui étaient d'ailleurs la seule partie du rapport qui eût subi de changemens pendant la discussion. Ma lettre resta sans réponse. Plusieurs mois s'étant écoulés dans l'attente, j'adressai, le 29 juin 1828, une nouvelle demande à M. le ministre de l'Intérieur; je fis appuyer cette demande par M. Hyde de Neuville, alors ministre de la Marine, et je la remis moi-même à M. de Martignac, qui fut surpris qu'on n'eût point fait droit à ma première réclamation ; et il donna aussitôt des ordres pour que la copie que je sollicitais me fût expédiée sans délai. Nonobstant cela, M. de Boisbertrand ne me la fit parvenir que le 9 juillet suivant, c'est-à-dire lorsqu'elle ne pouvait plus me servir ni pour appuyer ma pétition, ni pour éclairer la Chambre des Députés sur la nécessité de supprimer l'allocation demandée pour la construction des lazarets projetés.

Enfin la censure elle-même, qui, bien entendu, agissait selon les vues du pouvoir qui la payait, s'était aussi liguée contre la doctrine que je soutiens. Elle mutilait mes réponses, après avoir laissé passer sans la moindre suppression les attaques de mes adversaires. Elle n'épargnait pas même ma correspondance avec les corps savans; elle supprima dans un journal scientifique deux lettres que j'avais adressées à l'Académie royale de Médecine, et qui avaient été lues publiquement dans sa séance générale du 7 août 1827, sans donner lieu à aucune réclamation.

Tous ces faits prouvent à quel point M. le directeur des établissemens d'utilité publique redoutait l'effet du jugement que l'Académie avait porté sur mes travaux, et

combien il désirait voir les résultats de mes longues et
pénibles recherches réduits au néant par quelque moyen
que ce fût.

D'autres circonstances vinrent encore accroître ce
désir. Je m'étais présenté au concours pour le prix de
Médecine fondé à l'Académie des Sciences par M. de
Monthyon, et, malgré les efforts et les démarches de mes
adversaires auprès des juges de ce concours (1) pour
m'empêcher d'obtenir une récompense aussi honorable,
l'Académie me décerna à l'unanimité, le 16 juin 1828,
son grand prix de médecine, de la valeur de dix mille
francs, en disant que mes recherches ont été faites sur
« le plan le plus vaste et le plus sage que jamais médecin
« ait formé dans l'intérêt de l'humanité, » et que « j'ai
« exécuté cette gigantesque entreprise, dont l'histoire
« de la médecine n'offre aucun exemple, avec un bon-
« heur, mais aussi avec des efforts inouis et une per-
« sévérance au dessus de tous éloges. » l'Académie
ajoutait que j'ai obtenu par mes seuls moyens « ce qu'un
« gouvernement puissant espérerait à peine obtenir
« avec des dépenses considérables (2). »

Le 18 juin 1828, la commission du budget reconnut
en principe, « que les lazarets dans les ports de l'Océan
« sont tout-à-fait inutiles, et par conséquent que les
« sommes très considérables qu'on avait déjà employées
« à leur fondation, et qu'on demandait encore pour les

----

(1) L'honorable membre de la Chambre, M. Gay-Lussac, était
au nombre de ces juges, et les démarches dont je parle lui sont
parfaitement connues.

(2) Rapport de la commission nommée par l'Académie des
sciences pour décerner les prix de médecine et de chirurgie
fondés par M. de Monthyon, année 1827, pages 5 et 6.

« achever, avaient été et seraient dépensées en pure
« perte. » Elle proposa en conséquence une réduction
de 116,000 francs sur l'allocation demandée pour cet
objet, et n'accorda des fonds que pour « achever les cons-
« tructions de ce genre qui étaient déjà très avan-
cées (1). »

Le 11 juillet de la même année, la Chambre des Députés
adopta cette réduction (2), et le jour suivant elle entendit un rapport très détaillé et très favorable sur la
nouvelle pétition que je lui avais adressée contre la
formation des établissemens sanitaires. Son honorable
rapporteur, M. Étienne, conclut ainsi :

« Votre commission pense, Messieurs, que, dans des
matières si graves, il serait aussi fâcheux pour le pouvoir de s'abandonner trop facilement aux illusions de
l'esprit de système, que de se raidir avec obstination
contre l'évidence des découvertes et les résultats certains de l'expérience. C'est d'après cette considération
que la pétition du docteur Chervin, appuyée comme
elle l'est sur tant de documens authentiques, lui a paru
digne de fixer l'attention de MM. les ministres (3). »

C'est à la suite de ces désappointemens successifs, que
nos administrateurs contagionistes ordonnèrent l'enquête dont je viens entretenir les Députés de la France.
M. le directeur des établissemens d'utilité publique, qui
n'avait pas vu sans déplaisir ses assertions sur mes travaux hautement infirmées par les jugemens solennels
de nos deux premiers corps savans, crut qu'en faisant
prendre aux États-Unis d'Amérique des informations

---

(1) Voir le *Moniteur* du 19 juin 1828.
(2) Voir le *Moniteur* du 14 juillet 1828.
(3) Voir le *Moniteur* du 14 juillet 1828, 2ᵐ supplément.

officielles sur la manière dont j'ai procédé à mes investigations dans ce pays, ainsi que sur l'opinion des médecins américains concernant la contagion de la fièvre jaune, il trouverait sans doute quelques moyens de réhabiliter cette doctrine, et de regagner d'un seul coup tout ce que je lui avais fait perdre dans l'espace de deux ans.

Ainsi, bien que les lettres par lesquelles on a provoqué l'enquête dont il s'agit, soient signées de M. de Martignac, je suis fermement persuadé que ce ministre fut tout-à-fait étranger à cette mesure inquisitoriale qu'un sentiment d'égard et de délicatesse l'aurait certainement empêché de prendre à l'insu de son honorable collègue, M. Hyde de Neuville, connaissant l'estime que ce dernier avait pour moi et tout l'intérêt qu'il prenait à mes travaux (1). Cette enquête n'est donc à mes yeux que l'œuvre de quelques administrateurs, savans improvisés, qui ne rêvent que contagion et mesures sanitaires, et ne se croiront en sûreté contre les maladies prétendues contagieuses ou pestilentielles, que lorsqu'ils auront entouré la France par de nombreux lazarets, et ruiné notre commerce par des précautions complétement inutiles.

Ce ne fut, comme je l'ai déjà dit, que vers la fin de 1830, que j'appris qu'en 1828 et en 1829 le gouvernement avait fait faire, aux États-Unis d'Amérique, une enquête officielle sur ma conduite dans ce pays; et je reçus en même temps la copie de deux lettres que M. le consul

---

(1) M. de Martignac n'avait pas d'opinion arrêtée sur le caractère contagieux ou non contagieux de la fièvre jaune, et il était très disposé à accueillir la vérité. Je suis persuadé qu'il en eût été de même de M. de Corbière s'il eût eu pour conseillers en matière sanitaire des hommes plus dignes de sa confiance.

de France à New-York avait adressées à son chef supérieur relativement à moi. (Pièces à l'appui, nᵒˢ 8 et 9.)

D'après cette information, j'écrivis le 16 décembre
1830 à M. le ministre des Affaires Étrangères, pour le
prier de vouloir bien me donner communication des
pièces provenant de l'enquête faite par l'intermédiaire de
ses agens dans l'Amérique du Nord, soit sur moi personnellement, soit sur la question de la contagion. M. le comte
Sébastiani me répondit, le 19 du même mois, que, comme
ces pièces intéressaient exclusivement le département
de l'Intérieur, elles avaient été transmises en original à
ce département, et que c'était là que je devais m'adresser
pour en obtenir communication.

Je me rendis aussitôt auprès du chef de bureau chargé
de la police sanitaire au ministère de l'Intérieur, et je
le priai de vouloir bien mettre sous mes yeux les documens dont il s'agit. Ma demande parut l'embarrasser
beaucoup. Il hésita à me répondre ; mais comme je lui
montrai la copie des lettres de M. le consul de France à
New-York, et la réponse que je venais de recevoir de
M. le ministre des Affaires Étrangères, il vit que j'étais
bien informé, et me dit qu'ils avaient en effet les documens dont je parlais, qu'ils étaient au bureau du
conseil supérieur de santé, mais qu'il ne pouvait me les
communiquer.

J'écrivis, le 18 avril 1831, à M. le ministre du Commerce pour le prier de vouloir bien faire publier aux
frais de l'administration tous les documens provenant
de l'enquête mentionnée plus haut, et de les faire précéder de la lettre ministérielle par laquelle on a provoqué cette mesure. J'eus soin de lui annoncer que cela
n'entraînerait pas l'État dans une dépense de plus de
300 francs (pièces à l'appui, nᵒ 1) ; j'exposai en même temps
à M. le ministre la haute importance d'une telle publi-

ation, tant pour la science que pour moi personnellement; et je lui remis moi-même ma demande, appuyée dans les termes les plus forts par un illustre amiral, membre de la Chambre des Pairs, et par cinq'honorables membres de la Chambre des Députés (1).

Bien que je fusse fermement convaincu de la justice de ma demande, je crus néanmoins devoir la faire recommander, vu que les hommes qui ont induit en erreur le gouvernement précédent en publiant comme vrais des faits complétement inexacts, ainsi que je l'ai démontré nombre de fois (2), sont toujours en très

---

(1) Par M. l'amiral Duperré, et par MM. Dariste, Devaux du Cher, Kératry, Prunelle et Thénard.

(2) On peut consulter entr'autres, sur ce point, le *Rapport de l'Académie royale de Médecine sur mes documens;* l'*Examen des principes de l'administration en matière sanitaire,* et l'*Examen critique des prétendues preuves de contagion de la fièvre jaune observée en Espagne.* On se convaincra par ces divers écrits à quel point MM. les membres de la commission médicale qui fut envoyée à Barcelone, en 1821, ont induit le gouvernement et le public en erreur sur les faits les plus matériels et les plus importans de l'épidémie dont ils étaient chargés de présenter l'histoire. On y verra également à quel point la mémoire de ces messieurs a été quelquefois en défaut.

Par exemple, ils ont publié, en 1823, que le 24 octobre 1821, M. Bally et M. Pariset contractèrent la fièvre jaune en touchant le pouls à un Piémontais atteint de cette maladie dans le village de San-Gervasio, près de Barcelone, oubliant sans doute qu'avant la maladie de ce même Piémontais ils avaient déclaré itérativement de vive voix qu'il n'avait point la fièvre jaune, et que le 5 novembre, jour de sa mort, ils déclarèrent par écrit qu'il n'avait point été victime de cette maladie, ou de la fièvre épidémique qui ravageait Barcelone. D'où il suit que ces deux médecins auraient reçu la fièvre jaune d'un homme qui ne l'ava...

grande faveur auprès du gouvernement actuel, dont ils sont même les conseillers spéciaux pour tout ce qui tient à la santé publique et aux mesures sanitaires (1).

---

point, et, qui plus est, dans l'air pur de la campagne. Et c'est là, pour MM. les commissaires « le fait le plus simple, le plus dé-
« gagé de toutes complications, celui qui démontre le mieux
« comment, par le contact, la fièvre jaune passe de l'homme
« qui l'a à celui qui ne l'a pas, » etc. (*Histoire méd. de la fièvre jaune*, etc., page, 50.)

On trouvera de plus amples détails sur le fait dont il s'agit, dans *l'Examen des principes de l'administration en matière sanitaire,* etc., pages 101 et 102; et dans *l'Examen critique des prétendues preuves de contagion de la fièvre jaune observée en Espagne,* etc., pages 197, 198, 199, 200 et 201.

(1) On va juger par un seul fait à quel degré MM. les conta-gionistes qui ont entraîné le précédent gouvernement dans le funeste système de la contagion, jouissent de la confiance du gouvernement actuel.

Le 10 juin 1831, M. le président du conseil écrivait aux com-missions sanitaires de France, au sujet des mesures ordonnées contre l'importation du choléra-morbus : « Je ne doute pas que
« vous ne vous attachiez particulièrement à faire exécuter les
« règles que je viens d'établir. *J'y ajoute une note rédigée par*
« *M. Moreau de Jonnès sur le caractère du choléra-morbus et les*
« *symptomes d'après lesquels on peut reconnaître cette terrible*
« *maladie.* » (Voir le *Moniteur* du 12 juin 1831.)

Ainsi, pour avoir des renseignemens sur *le caractère* et les *symptomes* du choléra-morbus, le gouvernement ne s'adressait point à nos corps savans, tels que l'Académie royale des Scien-ces, l'Académie royale de Médecine, la société de Médecine du département de la Seine, etc.; mais bien à M. le chef de bataillon Moreau de Jonnès, qui n'est point médecin, qui n'avait jamais vu un seul cas de choléra, ni même mis les pieds dans les con-trées ravagées par ce fléau. Il s'adressait à M. Moreau de Jonnès

Ni la justice de ma demande, ni les hautes recomman-
dations dont elle était appuyée, ne purent amener M. le
ministre du Commerce à y faire droit. Il me répondit,
le 4 mai, que plusieurs raisons l'empêchaient de déférer à ma demande. « D'abord je n'ai, dit-il, aucun fonds
« pour subvenir à la dépense qu'exigerait la publication
« des documens dont il s'agit; en second lieu, je ne vois
« dans cette publication aucune utilité ni aucune con-
« venance. » (Pièces à l'appui, n° 2.)

Le 6 du même mois, j'eus l'honneur d'informer M. le
ministre que puisqu'il se trouvait dans une telle pé-
nurie, je le prierais de me faire communiquer les documens dont je réclamais la publication, et que je les ferais
imprimer à mes frais; et je prouvai jusqu'à l'évidence
que cette publication serait d'une grande utilité et surtout de la plus haute convenance. (Pièces à l'appui, n° 3.)

Désirant éclairer la religion de M. le ministre du
Commerce, je lui demandai, le même jour, une audience
particulière, en lui annonçant que je me proposais d'avoir

---

convaincu publiquement d'avoir dit le contraire de ce qui est sur
une foule de points capitaux relatifs à la fièvre jaune, comme pourraient l'attester au besoin deux honorables députés qui ont résidé
à la Martinique; à M. Moreau de Jonnès que plusieurs médecins
russes ont accusé hautement d'avoir fait un mal effroyable à leur
pays, où l'on a eu le malheur d'adopter les mesures sanitaires
que cet officier prescrit contre le choléra-morbus, dans son rapport officiel au conseil supérieur de santé; à M. Moreau de Jonnès
qui, selon M. le sénateur Ouvaroff, président de l'Académie des
Sciences de Saint-Pétersbourg, A FAIT PLUS DE MAL A LA RUSSIE
QUE LE CHOLÉRA LUI-MÊME. Notez que c'est en parlant à
MM. les membres de la commission médicale française de Russie,
que M. Ouvaroff s'exprimait ainsi.

l'honneur de l'entretenir de vive voix au sujet de la lettre qu'il venait de m'écrire, et que j'étais persuadé qu'il me saurait gré de ma démarche auprès de lui. Sa réponse fut négative, et une personne qui voulut bien s'employer pour me faire obtenir l'audience que je sollicitais ne fut pas plus heureuse que moi. D'après cela, j'envoyai à M. le ministre la lettre que j'avais espéré pouvoir lui remettre moi-même, en l'accompagnant d'observations verbales qui auraient pu faire sortir l'autorité de la voie funeste dans laquelle elle s'est engagée.

M. le ministre du Commerce s'étant rendu quelque temps après dans l'est de la France, j'écrivis, le 15 juin, à M. le président du conseil, qui, en son absence, se trouvait chargé du département du commerce et des travaux publics. (Pièces à l'appui, n° 4.) Ma lettre lui fut remise par son médecin, qui voulut bien lui exposer avec détails l'objet de ma demande, qui parut, me dit-il, de toute justice à M. Casimir Périer, ce qui n'empêcha cependant point son honorable collègue, M. d'Argout, de la rejeter de rechef d'une manière formelle, le 5 juillet suivant, et de me refuser la communication des pièces que j'offrais de faire publier à mes dépens dans l'intérêt de la science et de la vérité. (Pièces à l'appui, n° 5.)

Ainsi, c'est après avoir épuisé auprès de l'administration tous les moyens qui sont en mon pouvoir pour obtenir une chose éminemment utile, que je m'adresse à vous, Députés de la France, et viens invoquer votre appui dans l'intérêt de la justice, de l'humanité, de la science et des relations des peuples entr'eux.

Il est évident qu'en ordonnant l'enquête qui a motivé ma pétition, on a eu pour but de contrôler mes recherches, de s'assurer si elles ne présentaient point quelque côté faible par lequel on pourrait diriger une attaque contre leur moralité, et faire croire qu'elles ont été entreprises et exécutées dans des vues préconçues et avec partialité, et qu'elles ne méritent par conséquent que peu de confiance. Que tel a été le but de nos administrateurs contagionistes en provoquant cette étrange mesure, c'est un point sur lequel les lettres ministérielles et tout ce qui s'est passé depuis lors, ne laissent aucun doute.

L'autorité a reçu des États-Unis d'Amérique un grand nombre de pièces qui confirment entièrement la doctrine que je soutiens, et que, pour cette raison, on s'est bien gardé de publier. Elle a reçu également de nombreux témoignages qui s'accordent à prouver que j'ai procédé à mes investigations avec la plus grande impartialité, et que ma conduite dans ce pays a toujours été honorable. (Pièces à l'appui, nᵒˢ 2, 7, 8 et 9.)

Mais de pareils témoignages n'étaient pas ce que voulaient nos administrateurs contagionistes, aussi les ont-ils tenus cachés jusqu'à ce jour, et font-ils tous leurs efforts pour les soustraire à la publicité. Quelles raisons donnent-ils pour motiver une conduite aussi contraire aux intérêts de la France et de la société en général, qu'elle est opposée aux principes de justice et d'impartialité qui devraient servir constamment de règle aux hommes revêtus du pouvoir?

M. le ministre allègue d'abord « qu'il n'a aucun fonds « pour subvenir à la dépense qu'exigerait la publication « des documens dont il s'agit. » Une telle assertion peut surprendre, quand on sait que M. le ministre du Commerce a un budget de plus de 120 millions de francs, et qu'au moment même qu'il m'écrivait ainsi, il autorisait et était sur le point d'autoriser de nombreux travaux pour occuper les ouvriers de la capitale (1), dont les im-

---

(1) Voir le *Moniteur* du 18 avril 1831.

primeurs forment sans contredit une des classe les plus nombreuses et les plus intéressantes. Mais lorsque j'ai proposé de faire moi-même les frais de cette publication, pourquoi M. le ministre a-t-il refusé de me communiquer les documens? (Pièces à l'appui, n° 5.) Serait-ce parce que l'administration ne veut point que des pièces qui condamnent son funeste système de la contagion, des cordons sanitaires, des lazarets et des quarantaines, viennent prouver que l'opinion que je soutiens est presque universellement reçue aux États-Unis d'Amérique?

M. le ministre me dit ensuite qu'il ne voit dans la publication que je demande *aucune utilité, ni aucune convenance*. Moi, j'y vois au contraire une grande utilité et la plus haute convenance. La Chambre jugera si je me trompe.

Je recueillis en 1820 et en 1821 de nombreux documens authentiques sur l'immense littoral des États-Unis de l'Amérique du Nord, et ces documens, ainsi qu'une foule d'autres que j'ai rapportés de mes voyages sur divers points du globe, furent soumis, en 1826, à l'examen de l'Académie royale de Médecine, d'après ma demande et l'invitation de la Chambre des Députés. Le rapport favorable dont ils furent l'objet n'obtint point l'assentiment de nos administrateurs contagionistes. Mais ne pouvant attaquer ni le nombre ni l'authenticité des documens qui lui servent de base, ces messieurs supposèrent que je n'avais point porté dans mes investigations le *discernement* et *l'impartialité désirables*, et que j'avais eu pour but de faire triompher une opinion préconçue.

« Quant à M. Chervin, s'écriait à la tribune nationale
« M. le vice-président du conseil supérieur de santé, il
« a entrepris de longs voyages et s'est imposé de grands
« sacrifices pour aller à la découverte de la vérité : il ne

« mérite sans doute que des éloges s'il a porté dans ses
« recherches le discernement et l'impartialité désirables ;
« mais j'ai lieu de craindre que trop préoccupé des opi-
« nions qu'il s'était faites (1) avant son départ, il n'ait
« cherché à faire prévaloir son système et n'ait vu les
« faits qu'au travers du prisme de ses illusions (2). »
(*Moniteur* du 13 juillet 1828 , 2me supplément.)

---

(1) M. le vice-président du conseil supérieur de santé se
trompe ; je ne m'étais fait aucune opinion avant mon départ pour
le nouveau monde, ainsi qu'il peut s'en convaincre par un ouvrage que j'ai eu l'honneur de lui offrir. Il n'a qu'à lire pour cela
les pages 82 , 83 et 84, *de l'Opinion des médecins américains sur
la contagion ou la non-contagion de la fièvre jaune.*

(2) « J'ai entre les mains, ajoute M. Hély d'Oissel, des lettres,
« des réclamations positives de médecins et d'employés à Barce-
« lone et à Mahon qui m'autorisent à croire que sa mémoire
« n'aura pas toujours été fidèle, que ses notes n'auront pas tou-
« jours été prises avec assez de soin ; car dans cette correspon-
« dance on se plaint de ce qu'il a passé sous silence certaines
« révélations qui lui ont été faites, de ce qu'il n'a pas exactement
« rendu compte de certaines autres. »

M. le vice-président du conseil supérieur de santé est dans
l'erreur la plus complète. Ma mémoire n'a jamais été infidèle ;
mes notes ont toujours été prises avec soin ; je n'ai passé sous
silence aucune révélation digne d'être rapportée, et j'ai rendu
les autres aussi exactement qu'il m'a été possible de le faire. Ce
sont les auteurs des lettres et des réclamations qu'il a jugé à propos
d'invoquer contre moi à la face de la France, dont la mémoire
a été infidèle, et très infidèle, ainsi que je l'ai démontré dans un
ouvrage que j'ai eu l'honneur de lui offrir (dans ma *Réponse aux
allégations de M. Pariset*), et dans la *Revue médicale* du mois de
septembre 1828, et que je vais le rappeler ici en peu de mots.

En 1824, M. Raphaël Mas, lieutenant de la santé et du port
de Barcelone, me donna copie d'une pièce qui existait dans ses

Eh bien! la publication des pièces provenant de l'enquête ordonnée par l'administration, et à laquelle M. le baron Hély d'Oissel que l'on vient d'entendre n'a, je présume, pas été étranger, prouvera si j'ai porté dans les recherches auxquelles je me suis livré aux États-Unis d'Amérique *le discernement* et *l'impartialité désirables*, ou si, comme le craint ce fervent contagioniste, je n'ai vu les faits qu'au travers du prisme de *mes illusions*.

---

bureaux depuis 1821. En 1827, il expédia une autre copie de la même pièce, à la demande indirecte et pour l'usage de M. Pariset, que le rapport sur mes documens venait de mettre dans un cruel embarras. Mais M. Mas ajouta à cette seconde copie une note fort importante qui ne se trouve point sur la mienne, ce qui ne l'a pas empêché d'affirmer *que cette dernière pièce est conforme à celle qu'il avait délivrée au docteur Chervin pendant qu'il était à Barcelone,* preuve évidente que sa mémoire n'a pas toujours été fidèle.

Dans le but de convaincre M. Pariset que M. Mas se trompait, je lui proposai la confrontation des deux copies, mais il la refusa par un billet fort curieux qui est en ma possession. Eh bien! *les lettres et les réclamations positives* dont parle M. Hély d'Oissel provenaient en partie de cette source, et notez qu'elles lui avaient été communiquées par M. Pariset qui en connaissait bien la valeur, comme l'annonce son refus de confrontation.

M. le docteur Bahi de Barcelone vint aussi au secours de M. Pariset, qui s'empressa de communiquer ses lettres à l'Académie royale de Médecine, à la *Revue médicale*, et finalement à M. le vice-président du conseil supérieur de santé, ainsi qu'il l'avait fait pour celles de M. Mas.

M. Bahi disait dans cette correspondance, « qu'il avait reproché « à M. Chervin en parlant à sa personne, de chercher des docu- « mens équivoques. » Il est parfaitement exact que M. Bahi m'adressa un jour ce reproche, vivement piqué de ce que je ne lui demandais aucun renseignement; comme il est également vrai

M. Hély d'Oissel a d'ailleurs représenté du haut de la tribune nationale l'opinion de la contagion comme faisant depuis quelque temps des progrès aux États-Unis d'Amérique, et les autorités de ce pays redoublant d'efforts pour opposer une barrière au monstre horrible dont elles se croient menacées. Eh bien! la publication des documens dont il s'agit mettra la Chambre des Députés à même de juger jusqu'à quel point est exacte

---

que j'eus la prudence de ne solliciter des documens que des médecins qui avaient eu le courage de rester dans Barcelone durant tout le cours de l'épidémie, et non de ceux qui, comme M. le docteur Bahi, s'étaient dès le principe réfugiés à la campagne, où ils restèrent jusqu'après la cessation du danger.

M. le docteur Bahi annonçait, dans une autre lettre, qu'il avait trouvé tant d'erreurs dans mon *Examen des principes de l'administration en matière sanitaire,* qu'il en préparait une réfutation. Il écrivait cela, notez bien, en 1827, et la réfutation annoncée est encore à paraître. Je pense qu'on ne doit attribuer cet assez long retard qu'à un oubli, un manque de mémoire, ou bien à ce que M. le docteur Bahi aura écrit cette lettre dans un de ses momens de distraction, comme lorsqu'il a pris publiquement, *sans aucune autorisation et sans en avoir obtenu le titre,* la qualité de membre de la Société Linnéenne de Paris, ainsi qu'on le voit par la pièce suivante :

SOCIÉTÉ LINNÉENNE DE PARIS.

Je soussigné secrétaire perpétuel et fondateur de la Société Linnéenne de Paris, déclare, sur ma conscience et d'après l'examen des registres, que M. le docteur *don Juan Francisco* BAHI, de Barcelone, a pris, sans aucune autorisation et sans en avoir obtenu le titre, la qualité de membre de la société, en tête d'un ouvrage par lui publié, en 1824, à Barcelone. Je déclare, en outre, qu'il n'a jamais eu aucune relation directe ou indirecte avec la compagnie, ou avec moi en ma dite qualité, et qu'à l'épo-

l'assertion de ce zélé défenseur des mesures sanitaires.

Il sera, d'un autre côté, d'un très haut intérêt pour la science et pour la société de pouvoir comparer les résultats des deux enquêtes; de celle que j'ai faite moi-même en 1820 et en 1821, comme simple citoyen, et de celle que le gouvernement a fait faire en 1828 et en 1829 par l'intermédiaire de ses agens, qui auront sans doute procédé avec *discernement* et *impartialité*, et n'auront point vu les faits au travers du prisme de *leurs illusions*. Il sera surtout très édifiant de voir dans les documens qui sont parvenus à l'administration, un ancien médecin de la santé de New-York s'avouer coupable d'avoir, pour des motifs d'intérêt, refusé de donner son opinion au docteur Chervin, et se rétracter ainsi publiquement pour obéir, a-t-il dit, à la voix de sa conscience dont les remords l'ont poursuivi constamment et rendu misérable depuis 1821. (Pièces à l'appui, n° 8.)

Enfin, par la comparaison dont je viens de parler, les nombreux documens authentiques que j'ai rapportés

---

que j'adressai à ce sujet une réclamation au gouverneur de la province et principauté de Catalogue.

Paris, ce 1er novembre 1832,

Thiébaut de Berneaud.

On peut juger maintenant quels sont ceux dont la mémoire n'aura pas toujours été fidèle; si c'est moi ou les auteurs des *lettres et réclamations positives* que M. le vice-président du conseil supérieur de santé a invoquées à la tribune nationale dans le but d'invalider mes recherches. Je ne sache pas qu'aucun autre que MM. Mas et Bahi, ait envoyé des pièces contre moi à nos contagionistes, et je n'ai jamais eu la moindre connaissance de celles qu'on nous dit être arrivées de Mahon.

des États-Unis d'Amérique acquerront un poids immense qui ne pourra manquer de hâter la solution si importante et si désirée du grand problème de la contagion ou de la non-contagion de la fièvre jaune. Empêcher que cette comparaison ait lieu, c'est donc trahir la vérité, ainsi que ses devoirs d'homme et de citoyen, et se rendre coupable du crime de lèze-humanité.

Si les résultats de l'enquête ordonnée par l'administration m'avaient été contraires, on les aurait certainement publiés : les craintes exprimées à la tribune nationale par M. le vice-président du conseil supérieur de santé, en sont une preuve. Pourquoi les garderait-on inédits et cachés lorsqu'ils me sont favorables et que je réclame hautement leur publication ? Que M. le ministre du Commerce veuille bien y faire attention, il s'agit ici d'une question de loyauté.

M. le ministre nous dit *qu'il ne voit aucune convenance* dans la publication des documens dont il s'agit. Je ne saurais encore partager son opinion sur ce point.

Quand les médecins des États-Unis se sont empressés de répondre à l'appel de MM. les consuls de France, et de leur fournir les résultats de leur longue et profonde expérience sur la haute question de la contagion ou de le non-contagion de la fièvre jaune, ils ont eu pour but de servir l'humanité et la science, et non les vues étroites ou passionnées de quelques hommes revêtus du pouvoir. Ils ont entendu que les documens qu'ils délivraient avec libéralité à nos consuls dans des vues d'intérêt général, seraient publiés de même par le gouvernement français ; ils n'ont point supposé que ce gouvernement s'abstiendrait de produire ces pièces dans le grand procès qui s'instruit, ou qu'il ne les ferait connaître qu'autant qu'elles viendraient appuyer son système erroné et anti-social de la contagion. Cacher les documens dont il s'agit, comme l'a fait jusqu'à ce jour l'administration qui les possède, c'est tromper les intentions des médecins américains qui les ont fournis. Car ces médecins ne devaient rien à MM. les consuls de France ; ils ne devaient rien à M. le ministre des Affaires Étrangères ; ils ne devaient rien à M. le ministre de l'Intérieur ; mais il devaient à l'humanité, à la science et à la société en général, le résultat de leur expérience et de leurs observations sur une haute question d'intérêt public, et c'est pour acquitter cette dette qu'ils se sont empressés de répondre à l'appel qui leur a été fait par nos consuls. Le gouvernement français est donc dans l'obligation morale de publier des pièces qui lui ont été délivrées dans un but d'intérêt général, et non pour servir l'amour-propre froissé et les vues systématiques de quelques uns de ses agens. Ainsi, il y a non seulement convenance, mais encore devoir à ce que les pièces en question soient mises en lumière, afin qu'elles aient leur plein et entier effet.

La conduite de M. le ministre du Commerce, dans cette circonstance, ne peut du reste manquer d'avoir un résultat fâcheux ; c'est que lorsque le gouvernement français s'adressera désormais aux médecins des États-Unis pour obtenir d'eux des renseignemens utiles, ils garderont le silence. Plusieurs d'entr'eux se sont déjà plaints hautement de ce que les pièces qu'ils ont fournies à MM. les consuls de France pour concourir à la solution du grand problème de la contagion ou de la non-contagion de la fièvre jaune, n'ont point encore vu le jour. (Pièces et l'appui, n° 3.)

M. le ministre du Commerce nous dit ensuite « qu'en « publiant des lettres ou des mémoires qui n'expriment « que l'opinion personnelle de ceux qui lui ont écrit, « le gouvernement semblerait prendre parti dans une « question de doctrine à laquelle il doit rester étranger. » (Pièces à l'appui, n° 2.)

Mais quelle opinion M. le ministre voudrait-il voir exprimée dans ces lettres ou mémoires si ce n'est celle de leurs auteurs? Serait-ce par hasard celle de M. Hély d'Oissel, de M. Moreau de Jonnès, de M. Bally, de M. Pariset, tous membres de son conseil supérieur de santé, et, qui plus est, contagionistes à toute épreuve (1)? Je suis en effet persuadé que si les pièces dont ils s'agit exprimaient une telle opinion, leur publication ne souffrirait aucune difficulté, et qu'elle aurait même eu lieu depuis long-temps.

M. le ministre n'a sans doute pas réfléchi qu'en n'exprimant que l'opinion personnelle de ceux qui les ont écrit, les documens dont il s'agit n'en ont que plus de poids ; car c'est toujours des opinions personnelles réunies que se forme l'opinion générale, qui a d'autant plus de force qu'elle repose sur des élémens plus précis et mieux constatés. Or, pour que ces élémens aient toute l'exactitude possible, il faut qu'ils soient exprimés individuellement.

D'ailleurs publier des documens avec impartialité, tels qu'on les a reçus d'une manière officielle, sans addition ni soustraction aucune, ce n'est point prendre parti pour une doctrine, c'est mettre simplement le public à même de la connaître et de la juger : tandis que soustraire à la publicité les pièces qui sont défavorables à l'opinion qu'on a embrassée, comme le fait dans ce cas-ci le gouvernement français, c'est prendre évidemment parti pour un côté de la question, et montrer une

---

(1) Pour exprimer à quel point il est contagioniste, et combien sa foi est vive, M. le vice-président du conseil supérieur de santé dit qu'il est *la contagion incarnée*. Ne serait-il pas plutôt, dans ce cas-ci, *la peur incarnée*?

partialité d'autant plus coupable, qu'il s'agit d'arriver à la vérité sur un point de doctrine qui intéresse l'humanité toute entière. Mais les scrupules que montre aujourd'hui l'administration sont assez étranges ; car, dans maintes circonstances, elle n'a pas craint de prendre parti pour la contagion, soit en publiant aux frais de l'état des ouvrages volumineux en faveur de cette doctrine, soit en la soutenant elle-même avec chaleur à la tribune nationale, ainsi que les colonnes du *Moniteur* en fournissent la preuve.

Au surplus, M. le ministre doit savoir que parmi les documens dont je réclame la publication dans l'intérêt de la science et de l'humanité, il en est qui ne se bornent point à exprimer « l'opinion personnelle de ceux qui les ont écrits; » ce sont les rapports que MM. les consuls de France ont adressés au gouvernement sur l'opinion de la faculté de leur arrondissement touchant la contagion ou la non-contagion de la fièvre jaune. Ces rapports doivent avoir d'autant plus de poids aux yeux de M. le ministre du Commerce, qu'ils sont l'ouvrage des agens du gouvernement, et se trouvent corroborés par les documens qui n'expriment que l'opinion personnelle de ceux qui les ont écrits, c'est-à-dire des sociétés de médecine et des médecins les plus distingués et les plus recommandables des États-Unis d'Amérique.

M. le ministre ajoute que « les auteurs de ces docu-« mens ne les ont pas destinés à l'impression, et qu'il « ne pense pas qu'on ait le droit de les publier sans leur « aveu. » (Pièces à l'appui, n° 2.)

Comme je l'ai déjà dit (pièces à l'appui, n° 3), ils les ont destinés à tout moyen de publicité qui pourra leur faire opérer le plus promptement et le plus sûrement le bien qu'ils sont à même de produire. Que M. le ministre se rassure, les signataires des documens dont il s'agit sont des hommes de cœur, qui ne craignent point de voir proclamer hautement les opinions qu'ils émettent avec une conviction pleine et entière, dans un but d'utilité publique.

Comment supposer que des médecins, que des sociétés de médecine qui répondent à la demande officielle d'un gouvernement étranger sur un point de science, veuillent que leurs réponses soient considérées comme des pièces confidentielles, et restent par conséquent à jamais ensevelies dans les cartons d'un ministère? Non, non, les médecins américains ont destiné à la publicité les lettres et les mémoires qu'ils ont fournis à nos consuls d'une manière si libérale ; j'en trouve les preuves dans ces pièces elles-mêmes. M. le consul de France à New-York ne dit-il pas, dans sa lettre d'envoi au ministre (pièces à l'appui, n° 8), que le docteur Quackenbos ne craint pas de se rétracter PUBLIQUEMENT pour obéir à la voix de sa conscience? Or, l'on ne se rétracte point *publiquement* dans une lettre confidentielle, dans une lettre qui est condamnée par sa nature même à ne jamais voir le jour. La société médicale de la Nouvelle-Orléans ne termine-t-elle pas son rapport à M. le consul de France *en exprimant le vœu que ce rapport contribue à la solution d'une question aussi importante que celle de la non-contagion de la fièvre jaune?* (Pièces à l'appui, n° 7.) Or, ce n'est point en empêchant qu'un semblable document parvienne à la connaissance du public et des hommes généreux qui provoquent cette solution, que le vœu de la société médicale de la Nouvelle-Orléans sera exaucé; ce n'est point en laissant une pareille pièce entre les mains des coryphées de la contagion, qu'on atteindra le but que se sont proposé en la délivrant les médecins Louisianais.

« Que les documens dont il s'agit, poursuit M. le

« ministre du Commerce, présentent l'opinion de quel-
« ques médecins isolés, ou celle de quelques sociétés
« de médecine des États-Unis d'Amérique, il importe
« fort peu ; ce sont toujours de simples opinions, des
« discussions de doctrine, auxquelles l'administration
« est complétement étrangère. » (Pièces à l'appui ,
n° 5.)

L'administration est si peu étrangère aux opinions
consignées dans les documens dont nous parlons, que
ces opinions ne sont absolument que les réponses qui
ont été faites à ses propres questions. Par une lettre
du 9 août 1828, M. le ministre de l'Intérieur pria son
honorable collègue , M. le ministre des Affaires Étrangères , de lui procurer l'opinion des médecins et des
sociétés de médecine des États-Unis d'Amérique sur la
contagion ou la non-contagion de la fièvre jaune. Or,
si ces opinions étaient absolument de nulle valeur à ses
yeux, et tout-à-fait indignes de voir le jour, pourquoi
l'administration les faisait-elle demander? Ce n'était
sans doute point pour donner de l'activité à la correspondance de MM. les consuls de France dans l'Amérique du Nord; ce n'était certainement pas non plus
pour employer inutilement le temps des médecins de ce
pays. Non, c'était dans l'espoir qu'elle parviendrait à
établir que l'opinion des médecins des États-Unis sur
la question de la contagion n'est point telle qu'on la
trouve représentée dans les documens que j'ai eu l'honneur de soumettre sans réserve à l'examen de l'Académie royale de Médecine (1), et que par conséquent je

---

(1) Voici en quels termes ce corps savant s'exprime, dans son
rapport au ministre, en parlant de la manière dont j'ai procédé à
mes recherches : « Il reçoit tout, il accueille tout, il consigne

n'ai point porté dans mes recherches le *discernement* et l'*impartialité désirables ;* que je n'ai agi que d'après des opinions préconçues, dans le but de faire prévaloir un système ; que je n'ai vu les faits qu'au travers du prisme de *mes illusions*, et que, d'après cela, tout ce que j'ai fait, tout ce que j'ai dit et tout ce que j'ai écrit, pour éclairer cette grave question, doit être considéré comme non avenu et de nul effet.

On peut être certain que si cet espoir de l'administration s'était réalisé, elle n'aurait point récusé les opinions favorables à la contagion, et que, loin de se déclarer *complétement étrangère* à ces opinions, elle se serait empressée de les accueillir comme des renseignemens très précieux, et de les proclamer hautement à la tribune et dans ses journaux.

« Ces théories, ajoute M. le ministre, ne pourraient « intéresser qu'à raison de leur application au système « des mesures sanitaires actuellement en vigueur ; mais « comme en Amérique, où la majorité des médecins est « prononcée contre la contagion de la fièvre jaune, « on a plutôt augmenté que diminué les mesures de pré- « caution dont vous réclamez l'abolition en France, « il est assez évident qu'on est loin d'y considérer la « question comme décidée ; et jusqu'à ce qu'elle le soit, « il sera du devoir du gouvernement de maintenir les « réglemens sanitaires actuellement en vigeur. »

M. le ministre sort ici de la question, comme il arrive presque toujours lorsqu'on s'est placé dans une

---

« tout dans ses papiers, et nous présente enfin, avec la plus grande « loyauté, nous devons le dire, et les documens qui seraient con- « traires à son opinion, et ceux qui lui sont le plus favorables. » Voir son *Rapport sur mes documens,* édit. in-8°, page 5.)

fausse position. Je ne demande, dans la lettre à laquelle il répond, ni l'abolition, ni le maintien des mesures sanitaires actuellement en vigueur, mais bien
la publication des documens provenant de l'enquête
que l'administration a fait faire aux États-Unis d'Amérique dans le but de contrôler mes recherches ; attendu
que les opinions consignées dans ces documens prouvent, jusqu'à l'évidence, que la question de la contagion de la fièvre jaune est décidée scientifiquement
dans ce pays, et que tout fait espérer qu'elle ne tardera
pas à y être partout résolue d'une manière adminis-
trative. Il est tout-à-fait inexact de dire, comme le fait
M. le ministre, « qu'on y a plutôt augmenté que diminué les mesures de précaution dont je réclame, dit-il,
l'abolition en France (1). » Dans quelques états de l'U-
nion, ces mesures sont nulles; et dans ceux où elles
existent, la manière dont elles s'exécutent, fournit les
preuves les plus convaincantes de la non-contagion de
la fièvre jaune, ainsi que je l'ai établi ailleurs sur des
faits irrécusables (2). Les documens que l'administration s'obstine à tenir cachés font voir, du reste, que
les mesures sanitaires que l'on prend encore aux
États-Unis ont principalement pour but de prévenir
les effets de l'infection qui peut exister à bord des

---

(1) Je n'ai réclamé jusqu'ici que l'ajournement de la construction des lazarets projetés dans la vue de nous préserver de la prétendue contagion de la fièvre jaune, et j'ai été assez heureux pour
obtenir cet ajournement malgré les efforts du nos plus ardens
contagionistes.

(2) *De l'Opinion des médecins américains sur la contagion ou
la non-contagion de la fièvre jaune*, etc., de la page 127 à la
page 140.

navires. Le certificat de M. le maire de Savannah , et le rapport très circonstancié de M. le consul de France dans cette ville, s'expriment de la manière la plus positive à cet égard, ainsi que MM. les détenteurs de ces pièces peuvent s'en convaincre.

M. le ministre nous dit que , jusqu'à ce que la question de la contagion soit décidée , il sera du devoir du gouvernement de maintenir les réglemens sanitaires actuellement en vigueur : c'est fort bien. Mais jusquelà il sera aussi du devoir du gouvernement de faire tous ses efforts pour amener le plus tôt possible la solution de cette grave question , et à plus forte raison de ne point soustraire à la publicité les documens que les médecins des États-Unis ont délivrés à nos consuls dans le but exprès de faire décider une question à laquelle se rattachent de si hauts intérêts.

Je viens de passer en revue les différentes raisons sur lesquelles M. le ministre du Commerce se fonde pour ne point publier ni laisser publier les documens que l'administration a reçus des États-Unis d'Amérique, soit des sociétés de médecine, soit des médecins consultés isolément , soit des magistrats, soit enfin de nos consuls, touchant l'importante question de la contagion ou de la non-contagion de la fièvre jaune. La Chambre des Députés, je n'en doute pas, appréciera ces raisons à leur juste valeur.

Je vais examiner maintenant les motifs allégués par M. le ministre du Commerce pour s'opposer à la publication des pièces provenant de l'enquête faite aux États de l'Union sur ma conduite dans ce pays et sur mon caractère moral.

« Cette enquête, me dit M. le ministre, n'a jamais « été officielle; elle n'a donc pu vous nuire dans l'es- « prit public. » (Pièces à l'appui , n° 2.)

M. le ministre est ici dans l'erreur la plus complète. L'enquête dont il s'agit a été officielle, et très officielle. M. le ministre de l'Intérieur, ou plutôt M. de Boisbertrand, demande positivement dans sa lettre du 9 août 1828, qu'il soit pris « DES INFORMATIONS OFFICIELLES » AUX États-Unis d'Amérique sur la conduite et le caractère moral du docteur Chervin. Aussi est-ce d'une manière officielle que MM. les consuls de France se sont adressés à divers citoyens américains, pour obtenir les renseignemens qui leur étaient demandés sur ma personne : d'où il suit, d'après les propres paroles de M. le ministre, que cette enquête a pu me nuire dans l'esprit public.

M. le ministre du Commerce « se plaît au reste à re-
« connaître que les résultats des informations qui ont
« été prises aux États-Unis sont entièrement à mon
« avantage, et que les témoignages les plus respectables
« s'accordent à prouver que ma conduite dans ce pays a
« toujours été honorable, et que je ne me suis point
« écarté dans mes recherches du respect pour la vérité,
« ni d'aucun des devoirs d'un médecin consciencieux. »
(Pièces à l'appui, n° 2.) Cela est à merveille, mais pourquoi le gouvernement ne publie-t-il pas ces résultats pour donner à mes recherches tout le poids et toute la force morale qu'elles doivent avoir ?

« Pour ce qui vous touche personnellement, m'écri-
« vait ensuite M. le ministre, le 5 juillet 1831, vous ne
« me paraissez pas fondé à réclamer la publication des
« renseignemens qui ont été pris en Amérique ; car vo-
« tre caractère et votre conduite n'ont été inculpés
« dans aucun acte de l'administration ; elle ne vous doit
« ainsi aucune réparation : et d'ailleurs la déclaration
« contenue dans ma lettre du 18 mai (elle est du 4),
« doit vous donner pleine satisfaction à cet égard. »
(Pièces à l'appui, n° 5.)

Mon caractère et ma conduite ont été mis en prévention par l'enquête officielle que l'administration a fait faire sur ma personne à 1500 lieues de ma patrie, dans un pays où une foule de gens ne me connaissent point, ou ne me connaissent que d'une manière fort imparfaite; et cependant jusqu'à ce jour l'autorité n'a rien fait pour effacer de l'esprit des citoyens des États-Unis les impressions défavorables qu'a dû produire une mesure aussi étrange et aussi inquisitoriale que celle dont j'ai été l'objet. Qu'ont dû penser de moi les citoyens américains, en voyant le gouvernement français faire prendre officiellement parmi eux des renseignemens sur mes moindres démarches dans leur pays , et particulièrement sur ce qui intéresse le plus vivement un homme d'honneur? Ils ont dû supposer que ce gouvernement avait des puissans motifs pour en user ainsi, et de graves soupçons ont dû s'élever contre moi dans leur esprit.

Comme je le disais dans le temps à M. le ministre du Commerce, je ne redoute nullement les résultats de toutes les enquêtes qu'il peut plaire au gouvernement de faire faire sur mon caractère moral, sur ma conduite publique et privée, et, en un mot, sur tout ce qui me touche de plus près ; mais une fois que ces enquêtes sont faites , dans quelque but que ce soit, je tiens à ce que les résultats en soient publiés pour qu'on ne les suppose pas autres qu'ils ne sont; pour qu'on ne s'imagine point que c'est sans doute par ménagement et par égard pour moi que l'administration s'abstient de les faire connaitre', et pour qu'on n'attribue pas son silence à une sorte de modération dont je n'ai nul besoin.

MM. les ministres peuvent dire librement et hautement tout ce qu'ils savent et tout ce qu'ils pensent sur mon compte. Je crains si peu les résultats de leurs enquêtes présentes et à venir, que je m'engage à leur don-

ner, si toutefois cela leur peut être agréable, une liste
exacte de toutes les villes, bourgs, villages et hameaux
que j'ai visités dans les deux mondes pendant dix années
de voyage, ainsi que de toutes les personnes avec lesquelles mes recherches m'ont mis en relation. Je ne
mets à cela qu'une seule condition, c'est qu'ils publie-
ront loyalement les résultats de leurs enquêtes, quels
qu'ils puissent être.

J'avoue néanmoins que, lorsque, sans mission aucune, j'affrontais dans le Nouveau-Monde les épidémies
les plus meurtrières, et parcourais des mers infectées de
corsaires et de pirates, m'exposant à des dangers sans
nombre et à des fatigues inouies, dans l'unique intérêt
de l'humanité, de la science et du commerce, j'étais loin
de penser que ma conduite deviendrait un jour l'objet
d'enquêtes officielles de la part du gouvernement français; j'étais loin de penser que, pour prix de tous les
sacrifices que je m'imposais pour arriver à la solution de
l'une des plus hautes questions de l'hygiène publique,
ma moralité et ma loyauté seraient révoquées en doute
et mises en prévention par l'administration même à laquelle je soumettrais avec la plus grande impartialité les
résultats de mes longues et périlleuses recherches; j'é-
tais loin de penser enfin qu'il pourrait y avoir en France
un ministre, un homme investi de la haute confiance
du roi, assez dominé par la prévention, ou assez ennemi de la vérité, pour me refuser jusqu'à la simple communication des résultats d'une enquête officielle que le
gouvernement aurait jugé à propos de faire faire sur ma
conduite, sur ma moralité et sur une question à la solution de laquelle j'ai pour ainsi dire consacré ma vie,
suivant l'expression de M. le consul de France à New-
York. (Pièces à l'appui, n° 9.)

Comparez, Messieurs, ma manière d'agir avec celle

de l'administration, et vous jugerez de quel côté il y a le plus de franchise et d'amour de la vérité. Simple citoyen, je voyage pendant dix années consécutives dans l'un et l'autre hémisphère ; je visite presque tous les points du globe où la fièvre jaune a exercé ses affreux ravages ; je recueille dans ces pénibles et dispendieux voyages une multitude de documens authentiques sur l'importante question de la contagion ou de la non-contagion de la fièvre jaune ; j'arrive enfin dans ma patrie, et qu'est-ce que j'y fais ? je m'empresse de soumettre au gouvernement, avec la plus grande loyauté, le fruit de mes investigations, qui avaient elles-mêmes été faites avec toute l'impartialité dont un homme puisse être capable, ainsi que l'attestent d'honorables témoins oculaires, M. le consul de France à New-York, M. le consul de France à Philadelphie, M. Hyde de Neuville, ministre du roi près des États-Unis (pièces à l'appui, n° 9, 10 et 11), et enfin tous les témoignages les plus respectables, qui sont parvenus officiellement à l'administration sur ce point. (Pièces à l'appui, n° 2.)

Deux ans après, le gouvernement fait faire lui-même aux États-Unis d'Amérique une enquête officielle sur la contagion ou la non-contagion de la fièvre jaune, dans l'espoir de parvenir, par ce moyen, à invalider mes recherches, dont les résultats contrarient au plus haut degré et ses opinions et ses vues. Il obtient, par suite de cette enquête, de nombreux documens authentiques qui lui sont fournis par des sociétés de médecine, par des médecins consultés isolément, par des magistrats et par nos consuls dans ce pays. Ces documens confirment entièrement ceux que j'ai obtenus dans les mêmes localités; mais, loin de les publier ou de les soumettre au jugement du corps savant qui a examiné ceux que j'ai recueillis, le gouvernement les cache. Je demande à les voir, on refuse de me les montrer ; je demande qu'ils soient publiés aux frais de l'administration, M. le ministre n'a aucun fonds pour subvenir à la dépense qu'exigerait cette publication; j'offre de les faire imprimer à mes frais, M. le ministre ne voit aucune utilité ni aucune convenance dans une telle publication, etc., etc., et refuse par conséquent de me communiquer les documens dont il s'agit !

Pourquoi M. le ministre du Commerce ne m'a-t-il pas répondu tout simplement : « Nous tenons à ce que la « fièvre jaune soit contagieuse, et nous voulons que la « France ait de nombreux lazarets et de longues et rigou- « reuses quarantaines pour la mettre à l'abri d'un aussi « cruel fléau. Or, l'enquête que nous avions ordonnée « dans le but de prouver que vous n'aviez point porté « dans vos recherches le discernement et l'impartialité « désirables, et que vous n'aviez vu les faits qu'au tra- « vers du prisme de vos illusions, a présenté, à notre « grand désappointement, un résultat tout à fait con- « traire à celui que nous attendions. D'après cela, il y au- « rait assurément maladresse de notre part à publier les « pièces qui constatent un tel résultat, surtout après « avoir déclaré dans une de nos lettres à M. le ministre « des affaires étrangères (1), *que si vos recherches avaient* « *été faites avec impartialité, elles mériteraient une haute con-* « *sidération.* » Un semblable langage aurait eu, au moins, le mérite de la franchise.

Que remarque-t-on dans le parallèle qui précède? On voit, d'une part, un simple citoyen sacrifier spontané- ment son temps et sa fortune, et s'exposer à mille dan- gers pour éclairer une des plus hautes questions de la médecine appliquée à la législation ; tandis que, de

---

(1) Dans celle du 9 août 1828.

l'autre, on voit une administration routinière, dominée
par de vieux préjugés, lutter avec une persévérance in-
croyable, et faire des efforts inouis pour empêcher que
la vérité se fasse jour, et que les faits et l'examen amè-
nent la solution de cette grande et importante question.

Députés de la France, je viens de vous exposer des
faits d'une nature grave. Il s'agit ici d'une question qui
intéresse à un haut degré l'humanité et le pays; il s'agit
de savoir si, dans la vue d'opposer une barrière à un
être chimérique, nous serons éternellement assujétis à
des mesures rigoureuses, dont l'infraction entraine souvent la peine de mort; il s'agit de savoir si, comme contribuables, les Français paieront chaque année des sub-
sides pour la construction ou l'entretien de nombreux
et dispendieux lazarets, et si, comme consommateurs,
ils devront supporter à jamais l'augmentation de prix
que les mesures sanitaires font subir aux marchandises
venant du Nouveau-Monde et des autres pays où règne la
fièvre jaune.

Or, les documens que l'autorité a obtenus des États-
Unis d'Amérique, tant sur le caractère contagieux ou
non-contagieux de cette maladie, que sur mon caractère
moral, sont de nature à hâter puissamment la solution
de l'importante question dont il s'agit, et, d'après cela,
la France doit exiger que ces documens soient publiés;
elle en a le droit, et j'espère qu'elle le fera valoir.

Elle a d'autant plus de raison d'en user ainsi, qu'en
ordonnant l'enquête qui a motivé ma pétition, M. le ministre de l'Intérieur a déclaré que *si les recherches du docteur Chervin avaient été faites avec impartialité, elles mériteraient une haute considération.* Il importe donc de s'assurer si la condition établie par l'administration elle-même
a été remplie, si mes recherches ont été faites avec impartialité, et, dans l'affirmative, on devra leur accorder

enfin toute la considération qu'elles méritent, et que l'Académie des Sciences a reconnue, en disant qu'elles ont été faites sur « le plan le plus vaste et le plus « sage que jamais médecin ait formé dans l'intérêt de « l'humanité. » On ne devra plus venir vous demander de nouvelles allocations dans la vue de repousser une chimère.

D'après ces motifs, je demande, Députés de la France, que le gouvernement fasse publier à ses frais, et sans exception aucune, tous les documens provenant de l'enquête officielle qui a été faite par ses ordres aux États-Unis d'Amérique, sur ma conduite dans ce pays, sur mon caractère moral et sur l'opinion des médecins américains touchant la contagion ou la non-contagion de la fièvre jaune.

Je demande en outre que l'autorité fasse placer, en tête de cette publication, les lettres ministérielles par lesquelles on a provoqué l'enquête dont il s'agit. En ayant sous les yeux les questions telles qu'elles ont été posées par l'administration, le public sera plus à même de juger de la valeur des réponses qui ont été faites à ces mêmes questions.

Fondée, comme elle l'est, sur les principes de la plus rigoureuse justice, et étant entièrement dans l'intérêt de la science, de l'humanité, des contribuables et de la société en général, ma demande ne peut manquer d'être bien accueillie par la Chambre élective, dont les attributions spéciales sont de protéger les intérêts du peuple, et de faire réduire, autant que possible, les charges qui pèsent sur lui, surtout lorsque ces charges, comme dans le cas présent, doivent tourner au détriment du pays et devenir des sources d'oppression, en fournissant au gouvernement les moyens de construire des lazarets, de former des cordons sanitaires, d'établir des quarantaines,

en un mot, de parquer les hommes comme de vils animaux, et d'entraver le commerce par des mesures dispendieuses, dont l'inutilité et le danger sont aujourd'hui
bien démontrés pour tout homme qui a pris la peine
d'approfondir convenablement la matière.

Je passe à la deuxième partie de ma pétition.

DE LA NÉCESSITÉ

D'UNE PROMPTE RÉFORME DANS NOTRE SYSTÈME ET NOTRE LÉGISLATION SANITAIRES.

Je ne rechercherai point ici quelle a été l'origine de la
doctrine de la contagion dans les maladies épidémiques.
Je veux appeler seulement l'attention de la Chambre sur
la nécessité de nous assurer le plus promptement possible
et par tous les moyens qui sont en notre pouvoir, si cette
doctrine est fondée, et si les mesures de précaution auxquelles elle a donné naissance chez les peuples européens, doivent être maintenues telles qu'elles existent,
modifiées ou abolies. Le sujet est vaste et du plus haut
intérêt.

Les maladies dont on cherche à prévenir l'importation
et la propagation parmi nous, au moyen de mesures sanitaires, sont la petite vérole (1), le typhus, la lèpre, le

---

(1) La commission sanitaire centrale n'a pas placé la petite
vérole parmi les maladies contre l'importation desquelles l'administration devait se prémunir; mais la plupart des gouvernemens prennent des mesures rigoureuses pour s'opposer à l'introduction de cette maladie, ainsi que nous l'avons vu lors de
l'épidémie qui régna à Marseille en 1828. Un bâtiment français, qui avait fait voile de ce port pour un voyage de long
cours, ayant eu besoin de relâcher à Gibraltar, il ne put y être
admis, attendu qu'il avait des varioliques à bord.

choléra-morbus, la fièvre jaune et la peste. Examinons rapidement jusqu'à quel point il est nécessaire de recourir aux mesures d'isolement actuellement en usage pour s'opposer à l'introduction et arrêter les progrès de ces diverses maladies.

La petite vérole est bien certainement contagieuse ; mais le meilleur moyen de prévenir les suites de son importation et de rendre sa propagation nulle, est sans contredit de soumettre la population toute entière à l'action du préservatif que nous devons à l'immortel Jenner. Lorsque tout le monde sera vacciné en France, nous n'aurons plus rien à craindre de l'introduction de la petite vérole, et nous pourrons, en toute sûreté, nous dispenser d'imposer des quarantaines aux bâtimens à bord desquels règne cette maladie éminemment transmissible.

Si une mesure législative est nécessaire pour atteindre ce but, pour vaincre l'apathie, l'insouciance et la négligence vraiment coupable que mettent beaucoup de gens à faire vacciner leurs enfans, pourquoi ne pas y recourir ? Si l'on oblige les parens à faire enregistrer leurs nouveau-nés dans les soixante-douze heures pour assurer leur état civil, pourquoi ne les obligerait-on pas également à les faire vacciner dans un temps déterminé, pour assurer leur propre existence ? Toute contagieuse qu'elle est, la petite vérole ne saurait donc motiver l'existence du système sanitaire actuellement en vigueur ; voyons s'il en est de même pour le typhus.

Par la stricte observance des règles de l'hygiène on préviendra toujours le développement de cette dernière maladie, fille de l'indigence, de la malpropreté et de l'encombrement ; et lorsqu'on n'aura pu empêcher son développement, on aura du moins un moyen certain de s'opposer à sa propagation, c'est de disséminer les malades , c'est à dire, de faire absolument le contraire de ce qu'on fait aujourd'hui au moyen des cordons sanitaires , des lazarets et des quarantaines.

Ainsi, bien que, dans certaines circonstances, le typhus devienne transmissible par l'infection miasmatique de l'air, et se propage parmi les personnes qui respirent cet air contaminé , on n'arrête point sa propagation par l'isolement ou la séquestration des individus qui en sont atteints, mais, au contraire , par leur prompte dissémination , par les soins de propreté et une ventilation convenable. Notre système sanitaire ne peut donc s'appliquer à cette maladie.

Il ne s'applique pas davantage à la lèpre, que la commission sanitaire centrale a aussi rangée parmi les maladies contre l'importation desquelles l'administration devait se prémunir, tout en faisant cependant observer que cette affection ne paraît pas être transmissible par les marchandises.

J'ai vu dans le cours de mes voyages une multitude de lépreux , soit isolés, soit réunis dans les établissemens où l'on relègue ces malheureux , et de toutes les observations que j'ai été à même de faire, comme de tous les faits que j'ai pu recueillir, il résulte pour moi la ferme conviction que la lèpre n'est transmissible d'aucune manière , pas même par le contact le plus immédiat. Si cette maladie était susceptible de se communiquer par contagion, elle se serait répandue, il y a long-temps, dans nos ports de mer et surtout parmi la population de Paris, où nombre de lépreux viennent réclamer les secours de la médecine.

On n'isole point les lépreux dans les possessions anglaises des Indes Occidentales, et, malgré cela, les cas de lèpre n'y sont pas plus communs que dans nos colonies , où l'on prenait anciennement des mesures fort sévères contre les individus atteints de cette maladie. Heureusement notre législation coloniale, concernant les lépreux, est tombée en grande partie en désuétude, et les dispositions atroces de diverses ordonnances, notamment de celle de 1728, ne sont point mises en vigueur.

Quant au choléra-morbus, qui se présente en quatrième ligne, l'expérience est malheureusement venue nous apprendre ce que peuvent contre lui toutes les mesures sanitaires prescrites par les défenseurs de la contagion. Le public sait actuellement à quoi s'en tenir sur l'efficacité des cordons de troupes, des lazarets, des quarantaines et de tous les moyens purificateurs employés par le gouvernement, dans la vue de garantir la France de ce redoutable fléau. Il est aujourd'hui mille fois démontré que le choléra-morbus apparaît dans des localités où l'on a eu recours aux mesures de précaution les plus rigoureuses, tandis qu'il en respecte d'autres où l'on a eu le bon esprit de ne point s'isoler, de rester en libre et constante communication avec les populations ravagées par l'épidémie. Le choléra-morbus est donc évidemment en dehors de toutes nos mesures préventives. En est-il de même de la fièvre jaune ? c'est ce que nous allons examiner.

Bien que cette dernière maladie soit régie par des lois très différentes de celles qui gouvernent le choléra, elle est tout aussi réfractaire que lui aux moyens d'isolement employés dans la vue d'empêcher son extension; il y a sous ce rapport similitude parfaite entre ces deux affections. Une foule de faits incontestables prouvent que les cordons sanitaires, les lazarets et les quarantaines ne mettent pas plus les populations à l'abri de la fièvre jaune que du choléra-morbus, et que ces deux maladies s'étendent et s'arrêtent indépendamment de toutes les mesures de précaution prescrites par nos lois et nos réglemens sanitaires. Les contagionistes prétendent, il est vrai, que des populations se sont quelquefois préservées de la fièvre jaune en s'isolant ; mais ils oublient que mille autres populations qui n'ont pas cessé un seul instant de communiquer librement et sans réserve avec les lieux ravagés par cette affreuse maladie, n'en ont pas éprouvé les plus légères atteintes.

Si le gouvernement veut se convaincre de cette vérité, il n'a qu'à faire examiner contradictoirement tous les faits que la science possède sur cette matière. Ceux que j'ai recueillis pendant dix années de voyages, et qui sont presque tous inédits, sont plus que suffisans pour démontrer que nos mesures préventives sont absolument sans action contre la fièvre jaune, qui est évidemment le produit de l'infection effluviale de l'air dans certaines localités, et non d'un principe ou germe contagieux susceptible d'être importé à de grandes distances, ainsi que le suppose notre législation sanitaire, dont les bases sont, sous ce rapport, entièrement fausses.

Un honorable député de la Gironde, M. le docteur Dariste, qui a résidé trente années sur un des grands théâtres de la fièvre jaune, peut informer la Chambre du résultat de sa longue et profonde expérience sur le caractère de cette maladie; il peut lui faire connaître ce qu'il pense des mesures dispendieuses et anti-sociales que le gouvernement impose à la France, dans la vue de repousser une chimère, de fermer notre territoire aux prétendus germes contagieux de la fièvre jaune.

Il nous reste à parler maintenant de la peste, qui a principalement donné lieu au système sanitaire qui pèse actuellement sur l'Europe, ou, pour mieux dire, sur toute la chrétienté. Je répéterai ici ce que je disais, en 1830, dans une lettre que M. le ministre du Commerce a dans ses bureaux. Je n'ai point d'opinion arrêtée sur le caractère contagieux ou non-contagieux de la peste. Je n'ai pas eu occasion d'observer cette fatale maladie, ni même de visiter les contrées où elle exerce ses ravages. Tout ce que je puis dire, c'est que la grande majorité des médecins européens qui l'ont vue, soit dans le Levant, soit sur la côte septentrionale de l'Afrique, soutiennent qu'elle est contagieuse. Il en est même qui, ayant eu l'avantage d'observer la peste et la fièvre jaune, admettent la contagion comme un attribut de la première de ces maladies, et la rejettent, au contraire, pour la seconde, de la manière la plus absolue.

Dans un pareil état de choses que devons-nous faire? recourir sans délai à la méthode expérimentale, qui peut seule nous conduire, d'une manière prompte et sûre, à une solution sur cette haute et importante question. Si la peste est contagieuse, nous devons chercher certainement à nous en garantir; comme, si elle ne l'est point, nous devons aussi nous hâter de supprimer les mesures ruineuses et barbares auxquelles on a recours dans le but d'opposer une barrière à son principe transmissible. Les partisans de la contagion répètent sans cesse que, dans le doute, il faut prendre des précautions. Moi, je dis que, dans le doute, il faut s'éclairer et ne point se traîner éternellement dans les ornières de la routine qui peut nous conduire aux plus funestes résultats.

Si de nombreux témoignages sont en faveur de l'opinion qui regarde la peste comme une maladie contagieuse et importable, il en est aussi qui viennent appuyer la doctrine opposée, et qui ne méritent pas moins de considération; car, en général, ce sont ceux de médecins qui ont été le plus à même d'observer cette redoutable affection.

On rapporte des faits qui sembleraient établir, d'une

manière démonstrative, la contagion de la peste. Mais la même chose s'est vue pour la fièvre jaune, ainsi que l'ouvrage de la Commission médicale envoyée à Barcelone en est une preuve patente et officielle. Où trouver des faits de contagion plus nombreux et plus concluans que dans le livre de MM. les commissaires? Mais j'ai prouvé que la majorité de ces faits n'a aucune réalité, et que d'autres ont été rapportés d'une manière tellement inexacte, qu'ils ne sauraient être d'aucune valeur. Si au dix-neuvième siècle, et pour ainsi dire à nos portes, les faits ont pu être aussi mal observés par une commission prise dans le sein même du premier corps médical de France, qui oserait garantir qu'il n'y a point d'exagération dans les faits allégués comme des preuves de la contagion de la peste? dans des faits recueillis au loin et à des époques plus ou moins reculées, par des hommes qui le plus souvent n'étaient pas médecins, ou qui observaient sous l'influence d'une doctrine naguère universellement enseignée dans nos plus célèbres écoles?

Ainsi, prenant en considération, d'une part, la manière dont la peste se comporte généralement dans les contrées où elle exerce ses ravages, et, de l'autre, ce qui se passe depuis plus d'un siècle dans les grands établissemens sanitaires de la Méditerranée, dans les lazarets de Marseille, de Toulon, de Malte, de Livourne, de Trieste, etc., où les provenances du Levant sont reçues, je pense que, sans montrer trop de scepticisme, on peut regarder la contagion de cette maladie comme une chose douteuse, et que, dans le doute, nous devons chercher à nous éclairer par tous les moyens qui sont en notre pouvoir, tout en continuant à prendre des mesures de précautions jusqu'à ce que la vérité soit connue.

Or, le meilleur moyen d'arriver à ce but important,

est de faire faire des expériences propres à constater si la peste est réellement contagieuse ; si elle est susceptible de se communiquer par les personnes, par les hardes et par les marchandises qui nous arrivent journellement de l'Égypte et du Levant. Ces expériences peuvent être faites dans le lazaret de Marseille, ou dans tout autre établissement de ce genre, sans aucun risque pour la santé publique, au moyen d'effets ayant récemment servi à des pestiférés, tels que chemises, caleçons, draps de lits, couvertures, pelisses et autres objets réputés contaminés par le virus ou principe pestilentiel. Ces effets seraient apportés des lieux où règne la peste au lazaret d'expérimentation, dans des caisses hermétiquement fermées, et des individus sains, confinés dans cet établissement, s'en revêtiraient de la manière la plus immédiate pendant toute la durée de la plus longue quarantaine, et se soumettraient généralement à toutes les expériences qui seraient prescrites par nos deux premiers corps savans.

Je dois annoncer à la Chambre des Députés que les expériences que je demande que l'on fasse faire dans le but d'arriver promptement à la connaissance du véritable caractère de la peste, ont déjà été proposées au gouvernement par l'Académie royale de Médecine, dans un rapport que M. le ministre de l'Intérieur lui demanda, en 1830, sur un nouveau moyen de désinfecter les cotons venant de l'Egypte. L'Académie pensa, avec raison, qu'avant de rechercher quelle pourrait être la meilleure manière de désinfecter ces cotons, il faudrait commencer par s'assurer s'ils sont infectés, s'il existe réellement un principe pestilentiel. En conséquence, elle proposa à M. le ministre de faire faire des expériences dans le lazaret de Marseille, afin d'être d'abord fixée sur le fait en litige, sur l'existence ou la non existence du principe transmissible attribué à la peste.

D'après cette réponse, j'annonçai à l'Académie, le 10 septembre 1830, que dans le cas où sa proposition serait accueillie favorablement, j'étais prêt à me soumettre à toutes les expériences que le gouvernement jugerait convenable de faire faire, dans le but de s'assurer si la peste est ou n'est pas contagieuse, et de quelle manière et à quel degré elle peut être transmissible. Je priai en même temps ce corps savant de vouloir bien informer M. le ministre de la proposition que je venais de lui faire dans l'intérêt de la science et de l'humanité. Pour satisfaire à ce vœu, l'Académie adressa immédiatement une copie de ma lettre à M. le ministre de l'Intérieur.

La proposition que je faisais en 1830, et qui est restée absolument sans effet, je la réitère aujourd'hui de la manière la plus formelle (1), et je suis fermement persuadé que, si elle est acceptée, une foule de mes honorables confrères brigueront l'honneur de partager avec moi tous les dangers que les expériences que je demande peuvent faire courir. Le gouvernement peut être certain que les moyens d'atteindre le but que je lui pro-

_____

(1) On peut être certain que, dans les épreuves auxquelles je demande à me soumettre, je n'imiterai point la prudence de MM. les membres de la commission médicale d'Égypte, présidée par M. Pariset. Je ne commencerai point, comme ces messieurs, par faire tremper les hardes des pestiférés, pendant seize heures, dans une solution de chlorure de sodium, et par les laver et les tordre avant de m'en revêtir; car je pense, avec M. le docteur Burdin, que ce n'est point ainsi qu'on doit procéder pour arriver à la vérité, pour faire une expérience décisive. (Voir la *Réplique aux observations de M. Pariset, sur son expérience de désinfection faite à Tripoli, en Syrie; par J. Burdin.*)

pose ne lui manqueront pas ; la France et le Levant les lui fourniront en abondance : il trouvera dans la première des hommes dévoués, et dans le second, des effets réputés imprégnés du virus pestilentiel.

Mais il est un point dans la question qui nous occupe qui mérite une haute considération. Il ne faut pas perdre de vue que notre système sanitaire étant européen, nous ne pouvons le supprimer entièrement ou lui faire subir de grandes modifications qu'avec le concours des gouvernemens voisins. Autrement il pourrait fort bien nous arriver ce qui arriva, en 1825, à l'Angleterre et au royaume des Pays-Bas : on nous forcerait à rétablir nos mesures de précautions, sous peine d'être tenus pour pestiférés, et, comme tels, soumis à de longues et rigoureuses quarantaines, aussi souvent qu'il nous arriverait de franchir nos frontières et de nous présenter devant les ports étrangers. Nous devons donc chercher à prévenir un aussi grave inconvénient, et voici un moyen qui est infaillible.

L'Europe qui, depuis dix-huit ans, a formé tant de congrès dans des intérêts politiques, ne pourrait-elle pas en former un dans l'intérêt de l'humanité, de la science et des relations des peuples entre eux ? et ne serait-il pas glorieux pour la France de prendre l'initiative dans cet acte de haute philantropie ; de provoquer la formation d'une réunion de médecins européens qui assisteraient aux expériences que je propose de faire faire, et se livreraient à un examen approfondi des bases fondamentales du système sanitaire actuellement en vigueur chez tous les peuples chrétiens ? Les travaux d'une semblable réunion d'hommes éclairés répandraient sans doute une vive lumière sur les questions les plus ardues de l'hygiène publique, et contribueraient à un haut degré au mieux être de la grande famille européenne (1). En procédant ainsi aux modifications que réclame hautement notre système sanitaire, nous ne serions du moins pas obligés de revenir sur nos pas, comme l'Angleterre et la Hollande l'ont fait, en 1825, par suite des menaces de notre gouvernement (2).

Je suis, du reste, persuadé que la France trouvera les États du nord de l'Europe très disposés à entrer dans les vues d'amélioration que je propose. L'Angleterre, la Hollande, la Belgique, la Prusse, les villes Anséatiques, le Danemark, la Suède et la Russie, s'empresseront sans doute d'adopter une réforme fondée sur l'expérience, et qui aura pour but de faire cesser ou de diminuer les entraves que les mesures sanitaires actuel-

---

(1) Un de nos plus savans physiologistes, M. le professeur Magendie, s'exprime ainsi en parlant de l'obscurité dans laquelle nous sommes plongés sur la cause essentielle et le mode de propagation du choléra-morbus : « Si les hommes de l'Europe les « plus distingués dans les sciences chimiques, physiques et phy- « siologiques, se réunissaient en congrès, s'ils apportaient en « commun leurs connaissances et leurs observations, il en résul- « terait un faisceau de lumières capable, peut-être, d'éclairer « l'origine de l'épidémie et les procédés de sa propagation. » (*Leçons sur le choléra-morbus*, p. 262.)

(2) Me trouvant un jour dans le cabinet de M. de Boisbertrand, après que la France eut forcé les gouvernemens des Pays-Bas et de la Grande-Bretagne à rentrer dans le sentier de la routine dont ils avaient voulu s'écarter; à rétablir les quarantaines dont ils avaient affranchi, en très grande partie, leur commerce avec l'Égypte et le Levant; cet administrateur me répéta plusieurs fois avec un air de triomphe : « Eh bien! sans être ministre, je « les ai cependant obligés à rétablir leurs mesures sanitaires ! » Et voilà à quelles mains les intérêts des peuples sont souvent confiés !

lement en usage mettent à leurs relations commerciales.

Il n'en sera probablement pas de même de l'Europe méridionale, où, par des causes que j'ai signalées ailleurs (1), la doctrine de la contagion compte encore de nombreux partisans. Dans des pays où l'on brûle encore aujourd'hui les hardes et les meubles des individus morts de la phthisie pulmonaire, ainsi que je l'ai vu faire en Espagne et que cela se pratique en Italie, on doit être, en effet, peu disposé à douter de la transmission de la peste et des autres maladies épidémiques réputées contagieuses, ainsi que de l'efficacité des mesures sanitaires destinées à nous en préserver (2). Mais le meilleur moyen de changer sur ce point l'opinion de nos voisins du midi, sera certainement de leur prouver, par notre propre expérience, que l'on peut très bien abolir ces mesures oppressives, ruineuses et anti-sociales, sans s'exposer pour cela à aucun danger. Au surplus, en repoussant des réformes dont l'utilité serait démontrée, les gouvernemens d'Espagne et d'Italie nuiraient bien plus aux intérêts de leurs pays qu'à ceux du reste de l'Europe.

En appelant aujourd'hui l'attention de la France sur la nécessité d'une prompte réforme dans notre système

----

(1) Voir l'*Examen critique des prétendues preuves de contagion de la fièvre jaune observée en Espagne*, etc., pages 106, 107, 108, 109.

(2) Dans les différens hôpitaux de la Havane, où l'on ne prend absolument aucune précaution contre les individus atteints de la fièvre jaune, qui sont placés pêle et mêle avec les malades d'affections diverses, on isole néanmoins les personnes attaquées de la phthisie pulmonaire ; ce qui annonce que le caractère non-contagieux de la première de ces maladies doit être bien évident.

sanitaire, je serai sans doute plus heureux que je ne le fus en juillet 1831, lorsque je proposai au gouvernement de faire faire des expériences pour constater le caractère contagieux ou non-contagieux du choléra-morbus, qui régnait alors sur le littoral de la Baltique, où il eût été facile de se procurer des effets ayant servi aux individus morts de cette maladie.

Ces expériences, dont je démontrai la nécessité, et auxquelles je demandai à me soumettre moi-même le premier, auraient eu certainement d'heureux résultats ; elles auraient, selon toute probabilité, fait supprimer quatre ou cinq mois plus tôt les mesures sanitaires que l'administration a fait peser bien inutilement sur notre commerce depuis juin 1831 jusqu'en avril 1832 ; elles auraient empêché en grande partie les dépenses considérables et en pure perte que le gouvernement a faites pour la construction des lazarets et la formation des cordons sanitaires ; elles auraient tranquillisé à un haut degré le moral d'une foule de nos concitoyens ; elles auraient prévenu des actes d'inhumanité qui, bien qu'ils aient été heureusement assez rares parmi nous, n'en sont pas moins à déplorer ; enfin, ces expériences auraient probablement éclairé les gouvernemens du midi de l'Europe (qui auraient été invités à y envoyer des commissaires) sur le caractère non-contagieux du choléra-morbus, et nous ne serions point aujourd'hui victimes des mesures rigoureuses que l'on prend, depuis plus de huit mois, contre les provenances de notre pays ; nous ne serions point soumis à des quarantaines de trente jours en Espagne (1), et de trente-

----

(1) Depuis que ce passage est écrit, le gouvernement espagnol a pris contre notre commerce des mesures beaucoup plus sévères.

cinq jours en Piémont (1), et nos bâtimens ne seraient
point menacés d'être renvoyés de Palerme (2), et chas-
sés de Naples, ainsi que cela a eu lieu, malgré toutes les
démarches de notre ambassadeur dans cette ville (3).

Mais sur quelles raisons M. le ministre du Commerce
s'est-il fondé pour rejeter une telle proposition? Il a prétendu, d'après l'avis du conseil supérieur de santé,
« que l'expérience à laquelle j'offrais de me soumettre
« ne saurait être faite sous l'empire de la loi du 3 mars
« 1822, puisque, a-t-il dit, cette loi prononce la peine
« de mort contre ceux qui se mettent en contact avec

« Un avis de la junte sanitaire de Biscaye défend d'admettre
« *d'aucune manière*, à la libre communication, les navires pro-
« venant des ports français où le choléra règne. » (Les journaux
de Paris du 26 janvier 1833, d'après le *Mémorial Bordelais*.)

(1) « On écrit de Gênes, 10 octobre, que le comité de santé
de cette ville vient de porter à trente-cinq jours la quarantaine
des bâtimens venant de France. » (*Le Courrier Français* et *Le
Temps*, du 23 octobre 1832.)

(2) « Deux navires français, *la Nanstle* et *l'Emilie*, se sont
présentés à Palerme, mais on n'a pas voulu les recevoir. Aussitôt le consul de France a protesté et ordonné aux deux capitaines
français de rester et de se laisser couler bas. Cette ferme conduite a produit son effet. On s'est alors borné à soumettre les
deux bâtimens à vingt-huit jours de quarantaine. » (*Le National*
et *Le Temps*, du 20 octobre 1832.)

(3) « On écrit de Naples, le 11 septembre 1832 : Le paquebot
à vapeur français le *Henri IV* est arrivé ici le 2 septembre. Le
lendemain, le bruit se répandit qu'il serait admis à la quarantaine. Messieurs de la santé en ont décidé autrement, et hier, 10,
on a ordonné que le susdit paquebot serait renvoyé avec son
chargement. Il part aujourd'hui. L'ambassadeur de France a inutilement fait des démarches pour s'opposer à cette mesure. »
(*Le Temps*, du 29 septembre 1832.)

« des choses ou des personnes qui ne peuvent être ad-
« mises à libre pratique. »

La loi du 3 mars 1822 ne dit point cela. Des centaines
d'individus se mettent journellement en contact, dans
nos lazarets, avec des choses ou des personnes qui ne
peuvent être admises à libre pratique, et ils en sont tous
quittes pour faire la même quarantaine que ces choses
ou ces personnes; ce qui est bien différent de la peine
de mort. N'est-il pas étrange de voir les conseillers du
gouvernement en matière sanitaire, se méprendre à un
tel point sur le texte et sur l'esprit d'une loi dont ils
sont appelés à faire chaque jour l'application?

M. le ministre m'a dit ensuite, et toujours d'après
l'avis de son conseil supérieur de santé, « que dans le
« cas où le gouvernement jugerait à propos de remettre
« en question le principe même de cette loi, et de re-
« chercher si le choléra est susceptible de se communi-
« quer, soit par contagion, soit par infection, ce ne
« pourrait être par des moyens déjà formellement ré-
« pudiés, quand on a fait détruire les effets infectés
« qui avaient été envoyés des colonies pour faire des
« expériences relatives à la fièvre jaune. »

Ainsi, pour M. le ministre, l'administration est infaillible; une fois qu'elle a prononcé, il n'y a plus à y
revenir; ses décisions sont sans appel. Parce qu'elle ordonna, en 1822, le brûlement d'effets qu'on avait envoyés de la Martinique pour servir à des expériences
propres à constater le caractère contagieux ou non-contagieux de la fièvre jaune, les expériences de ce genre
doivent être proscrites à jamais!

La présence du choléra-morbus parmi nous, en dépit
de toutes nos mesures sanitaires, a dû cependant apprendre à M. le ministre, ainsi qu'à MM. les membres
de son conseil supérieur de santé, qu'il est certes très à

propos que le gouvernement remette en question le principe même de notre loi sanitaire du 3 mars 1822; qu'il recherche, par tous les moyens possibles, si les maladies que cette loi qualifie de *pestilentielles* ou *contagieuses*, le sont réellement, et si les mesures que l'on prend, dans la vue d'empêcher leur importation parmi nous, ne sont pas employées en pure perte, et, qui plus est, au grand détriment de la société.

M. le ministre m'a donné, pour troisième et dernière raison de son rejet de ma proposition, « qu'on ne sau-« rait admettre enfin que les lois de la morale permet-« tent de hasarder l'existence des personnes qui, même « volontairement, se soumettraient aux épreuves indi-« quées. »

Moi, je pense, au contraire, que s'il est une chose que les lois de la morale ne permettent point, c'est bien certainement de rester dans le doute, et très probablement dans l'erreur, sur des questions qui touchent de si près à nos plus hauts intérêts, lorsqu'on a les moyens d'en sortir; que c'est de repousser avec obstination le dévouement et le zèle de ceux qui ne craignent pas de *hasarder leur existence* pour affranchir leurs semblables de maux incalculables; car il est du devoir de l'administration de s'éclairer par tous les moyens qui sont en son pouvoir, et de ne point sacrifier les intérêts de la société à ses préjugés ou à l'esprit de routine.

M. le ministre eut beau rejeter ma demande, cela n'empêcha point que les intéressans rapports des trois commissions médicales que le gouvernement avait envoyées en Pologne et en Russie, pour y étudier le choléra-morbus, ainsi qu'une foule d'autres documens, ne vinssent bientôt confirmer mon opinion sur l'inutilité et le danger des mesures sanitaires employées contre cette maladie.

Les faits que M. le professeur Magendie recueillit quelque temps après à Sunderland, et communiqua à l'Académie des Sciences, vinrent aussi corroborer puissamment l'opinion de la non-importation et de la non-contagion du choléra. Plus tard, l'apparition brusque de ce fléau au centre de Paris même, lorsque la France entière en était exempte, et les déclarations publiques des médecins des divers hôpitaux de cette capitale, rassurèrent à un haut degré les populations alarmées, et préservèrent la France des mesures désastreuses que l'autorité avait l'intention de prendre, et qui auraient certainement fait plus de mal au pays que le choléra lui-même. C'est au bon esprit, c'est à l'indépendance et à la loyauté des médecins français, qui n'ont pas craint de se prononcer ouvertement contre l'opinion de l'administration, que nous sommes redevables de n'avoir pas eu à souffrir des mesures d'isolement et de séquestration qui ont été si funestes dans d'autres contrées ; qui, presque partout, ont donné lieu à des soulèvemens populaires, et augmenté les ravages de l'épidémie (1).

Malgré les preuves les plus multipliées et les plus irrécusables du caractère non transmissible du choléra-morbus de Paris ; malgré les faits nombreux et incontestables qui démontrent que le chlore et les chlorures sont absolument sans action contre le principe de cette maladie (2), la commission centrale de salubrité

______

(1) On se rappelle les troubles auxquels les mesures sanitaires ont donné lieu dans plusieurs pays, notamment en Russie, en Prusse et en Hongrie.

(2) La commission médicale envoyée en Russie écrivait à M. le ministre du Commerce, le 2 février 1832 : « Nous déclarons positivement qu'il n'existe entre le chlore et l'agent producteur du choléra, aucune combinaison propre à neutraliser

n'en publia pas moins, en avril dernier, un avis officiel par lequel elle engageait ses concitoyens « à ne
« point se servir des effets qui avaient servi aux ma-
« lades (du choléra), morts ou guéris, sans les avoir
« préalablement soumis à des purifications, » au moyen
des fumigations de chlore et des lavages avec l'eau chlo-
rurée (1).

D'après cet avis, qui annonçait clairement que l'autorité n'était point revenue de ses vieilles idées de
contagion, je proposai, le 8 mai dernier, à M. le ministre du Commerce de former une commission spéciale
qui se serait occupée sans délai à recueillir les faits qui
peuvent établir si le choléra-morbus nous est venu du
dehors, et s'il s'est propagé parmi nous par contagion.
Je demandai, en outre, que les opinions de l'importation et de la non-importation, de la contagion et de
la non-contagion du choléra-morbus fussent représen-
tées, et en nombre égal, dans cette commission, et
que l'enquête se fît contradictoirement, et avec la plus
grande publicité, pour ne laisser, s'il était possible,

« l'influence de cet agent délétère. Une déclaration aussi for-
« melle est non seulement le résultat de six mois d'expérience,
« elle est encore rendue plus positive par l'aveu des médecins
« les plus distingués de la Russie, de la Prusse et de l'Autriche. »
(*Du choléra-morbus en Russie, en Prusse et en Autriche*, par
MM. Gérardin et Gaimard, p. 101.)

L'expérience acquise dans l'épidémie de Paris avait déjà confirmé en tous points celle de la Russie, de la Prusse et de
l'Autriche, lorsque la commission centrale de salubrité invitait
très sérieusement ses concitoyens à purifier leurs effets au moyen
du chlore et des chlorures.

(1) Voir le *Moniteur* du 24 avril 1832.

aucun doute sur l'exactitude des faits d'où doivent être déduites des conclusions d'un aussi haut intérêt pour la société.

M. le ministre me répondit, le 17 mai, « qu'il regret- « tait de ne pouvoir partager ma manière de voir sur « l'utilité d'une semblable commission....; qu'il serait « aisé de prouver que la présence même du choléra- « morbus en France rendrait inutile la formation de « la commission dont je proposais la création, » et que « le résultat que j'avais en vue ne peut être que « l'ouvrage du temps. »

Ainsi, après avoir refusé, en juillet 1831, de faire faire des expériences propres à constater le caractère contagieux ou non-contagieux du choléra-morbus, M. le ministre a refusé, en mai 1832, de former une commission spéciale qui aurait eu pour objet de recueillir les faits qui se sont passés sous nos yeux, et qui tendent au même but, et de mettre ainsi à profit une expérience qui nous a coûté si cher.

Ce double refus de M. le ministre du Commerce prouve à quel point l'administration a de la répugnance pour tous les moyens qui pourraient l'éclairer et la faire sortir de la voie funeste dans laquelle elle est engagée. Il fait aussi pressentir combien les réformes que j'ai l'honneur de proposer aux représentans de la France, vont rencontrer d'obstacles de la part d'administrateurs qui regardent notre système sanitaire comme le *nec plus ultrà* de la sagesse, et pour qui rien ne démontre mieux nos progrès en civilisation que notre terrible loi sanitaire du 3 mars 1822, et les nombreux et dispendieux lazarets élevés sous ses auspices.

Nos autorités contagionistes ne se doutent nullement que leurs mesures sanitaires sont contradictoires et même absurdes sur une foule de points, tout en admettant la contagion qui leur sert de base comme une chose parfaitement démontrée. Ainsi, par exemple, l'expérience de tous les temps et de tous les lieux a mille fois prouvé que le froid anéantit complétement la fièvre jaune, et s'oppose, à plus forte raison, à son développement et à son extension. Eh bien! malgré cela, les provenances d'une grande partie du Nouveau-Monde sont soumises, à leur arrivée dans nos ports, au cœur de l'hiver, à une quarantaine qui va jusqu'à trente jours (1). Les faits les plus positifs et les plus évidens ont beau parler haut, ils ne sont point entendus.

« Rien de plus facile, dit M. Magendie, que de trouver dans les réglemens sanitaires des mesures absurdes et contradictoires. Ainsi, quand le choléra était à Sunderland, un réglement ordonnait en France la quarantaine à tout bâtiment venu de cette ville, et laissait passer sans obstacle les voyageurs qui en venaient par terre. Pourtant on sait que l'on voyage rapidement en Angleterre. Ainsi, moi, qui venais de vivre au milieu des malades à Sunderland, si j'étais parti sur un bâtiment, j'aurais fait une quarantaine; j'en ai été affranchi, parce que j'avais pris la diligence (2). »

Rien n'est, en effet, plus commun que les contradictions de ce genre; mais pour être à même de bien juger de tout ce qu'il y a d'incohérent, de vexatoire et d'abusif dans notre système sanitaire, il faut avoir fait comme moi une quarantaine dans le lazaret de Marseille, dans ce prétendu *palladium* de la santé publique.

---

(1) Voyez dans les instructions concernant la police sanitaire, le *Tableau de la fixation des quarantaines, et des précautions sanitaires à prendre contre l'introduction de la fièvre jaune*, p. 59.

(2) *Leçons sur le choléra-morbus*, p. 274.

Je n'entrerai point ici dans des détails à cet égard , cela me mènerait beaucoup trop loin; j'indiquerai seulement d'une manière rapide les maux causés par la doctrine de la contagion , et la Chambre sentira combien il est urgent d'y porter remède.

DES MAUX PRODUITS
PAR LA DOCTRINE DE LA CONTAGION.

Voici comment s'exprime Volney, en parlant de l'épidémie qui ravagea Philadelphie en 1793 :

« La terreur s'empara des esprits; le mal fut regardé « comme contagieux et pestilentiel, son atteinte comme « incurable. Quelques médecins , influens par leur es- « prit et leur activité , accréditèrent cette rumeur per- « nicieuse , même dans les papiers publics. Tout malade « fut abandonné : le mari par sa femme , les parens par « leurs enfans; les enfans mêmes par leurs parens. Les « maisons désertées restèrent infectées par les cadavres. « Le gouvernement intervint, d'abord pour faire enle- « ver les corps , puis pour faire transporter de force les « malades à l'hôpital. Les maisons furent marquées à la « craie comme en temps de proscription , et les habi- « tans éperdus s'enfuirent dans les villages voisins, ou « campèrent en rase campagne , comme si l'ennemi eût « pris leur ville (1). »

L'auteur de ce lugubre et véridique tableau aurait pu ajouter que les malheureux fugitifs étaient souvent accueillis à coups de fusil aux approches des villages où , d'une voix suppliante , ils allaient demander l'hospitalité.

____

(1) Tableau du climat et du sol des États-Unis d'Amérique, tome II°, p. 328.

Un autre historien de cette terrible épidémie , M. Mathieu Carey, estime que la moitié ou le tiers des personnes qui périrent à cette époque à Philadelphie , furent victimes de l'abandon dans lequel on les laissa par crainte de la contagion (1). Qu'on se figure, en effet, l'impression douloureuse que doit éprouver un malheureux malade, en se voyant délaissé de tout ce qu'il a de plus cher au monde ; en voyant ses serviteurs, ses amis et ses proches le fuir et l'abandonner au moment même où ses souffrances réclament si impérieusement leurs consolations et leurs soins. Qu'on se représente, d'un autre côté, les angoisses d'un homme atteint d'une épidémie meurtrière, qu'on enlève de vive force de son domicile , qu'on arrache des bras de ses parens et de ses amis, pour le transporter dans un hôpital où, sequestré du reste du monde , il n'a sous les yeux que des morts et des mourans, et la perspective de quitter la vie sans jamais revoir les personnes qui lui sont chères.

Non seulement la crainte de la contagion a donné lieu à l'abandon des malades, à leur enlèvement de vive force, à leur sequestration et à une foule d'autres actes barbares, mais elle a encore fait enterrer des malheureux frappés d'épidémie avant qu'ils eussent rendu le dernier soupir. La crainte d'être contagié par les cadavres a fait précipiter dans la fosse des hommes vivans, des hommes qui respiraient encore, et que les forces de

----

(1) Of the very large number of persons who have fallen under this disorder, dit M. Carey, it is not improbable that a half or a third have perished merely for want of care and attention, owing to the extraordinary panic. (*A Short account of the malignant fever*, etc. Philadelphie 1793, p. 85.

la nature ou les secours de l'art auraient peut-être rendus à la santé et à leurs amis. Ces déplorables effets de la terreur, de l'égoïsme et de la précipitation, n'ont été que trop communs dans les épidémies où l'on a cru voir l'action d'un principe contagieux ou transmissible (1).

D'après les lois sanitaires, tout médecin est obligé de dénoncer à l'autorité les personnes qui réclament ses soins pour des maladies réputées contagieuses ; d'où il résulte qu'en temps d'épidémie beaucoup de malades n'appellent point de médecin, pour ne pas être dénoncés et conduits dans un lazaret infecte, loin de leurs parens et de leurs amis. De sorte que tel malade qui se serait parfaitement rétabli, s'il eût reçu les secours de l'art, meurt victime d'une disposition législative qui transforme en dénonciateur l'homme investi de sa confiance.

----

(1) Durant l'épidémie qui ravagea Barcelone en 1821, M. André Ricar, maître matelassier de cette ville, travaillait avec ses ouvriers à un lavoir situé près du cimetière, où ils allaient quelquefois regarder avec quelle rapidité l'immense fosse commune s'emplissait. Ils virent un jour, du haut du mur d'enceinte, sur lequel ils étaient montés, quelque chose qui remuait parmi les cadavres entassés dans cette fosse. Ils descendirent précipitamment pour examiner ce que c'était, et ils trouvèrent une femme, d'environ trente ans, qui était encore en vie. Ils la retirèrent avec précaution du milieu des morts, la transportèrent sous leur tente, où ils la lavèrent de la tête aux pieds pour enlever la poussière de chaux dont elle était recouverte. Trois jours après, cette femme eut assez de force pour se rendre chez elle à la Barcelonette, enveloppée d'une capote de milicien que Ricar lui prêta, et qu'il me montrait en 1824, en me racontant ce fait. Combien d'individus, enterrés vivans, n'ont pas eu le même bonheur que cette Barcelonaise, qui, deux ans après son inhumation, était d'une santé parfaite !

D'ailleurs, les précautions que prennent, en temps d'épidémie, beaucoup de médecins contagionistes en approchant des personnes qui réclament leurs soins, ne sont-elles pas de nature à effrayer les malades, à aggraver leur état, et même à rendre mortelle une affection qui n'eût été que légère ? Que doit penser un être souffrant en voyant l'homme de l'art chargé de le rassurer, de le soulager et de lui rendre la santé, être lui-même frappé de terreur, ne l'approcher qu'en tremblant, prendre des gants de taffetas ciré pour le toucher, détourner le visage en lui tâtant le pouls, ne lui parler que de loin et d'une voix altérée, éviter soigneusement le contact avec son lit, et avoir sans cesse un flacon d'odeur sous le nez ? On a même vu des médecins ne visiter leurs malades que recouverts d'un manteau imperméable ; et durant l'épidémie qui désola Barcelone en 1821, quelques ministres de la religion recevaient la confession des mourans au moyen d'un long tube, qui les dispensait de se mettre en contact avec eux et de respirer l'air chassé de leurs poumons. Enfin, qu'on jette les yeux sur le costume que l'intendance sanitaire de Marseille fait prendre à ses chirurgiens quarantenaires, et l'on verra s'il n'est pas propre à glacer d'effroi un malheureux malade, et par cela même à hâter sa mort ; car la terreur est le plus formidable auxiliaire des maladies épidémiques, qu'elles soient contagieuses ou non. (1)

Les funestes effets produits par la crainte de la contagion ne se bornent point aux malades ; ils s'étendent

____

(1) Ce costume grotesque est représenté dans le *Guide sanitaire des gouvernemens européens*, ouvrage publié en 1826, par M. le docteur Robert, médecin du lazaret de Marseille.

aux personnes saines, que cette crainte prédispose à un haut degré à l'influence épidémique. Tel aurait résisté à l'action de l'agent délétère s'il eût été persuadé que la contagion est nulle et que l'approche des malades n'augmente point le danger, qui a été victime de l'opinion contraire.

Mais c'est surtout par les mesures qu'elle fait prendre, que la croyance à la contagion devient funeste à l'humanité ; c'est en faisant cerner, par des cordons de troupes, les populations qui sont en proie à des épidémies d'origine locale ; c'est en condamnant des malheureux à mourir dans un air empoisonné, lorsque, à quelque distance de là, ils auraient trouvé un air pur et salubre. Oui, les habitans d'une ville cernée par un cordon sanitaire sont dans des conditions cent fois pires que ceux d'une ville assiégée. Dans ce dernier cas, on peut tromper la vigilance des assiégeans, ou faire une sortie à main armée, et se couvrir de gloire ; tandis que, dans le premier, toute tentative de ce genre est un acte criminel, que la loi punit de mort : il faut se résigner à tomber victime de l'épidémie ou à périr sur un échafaud.

Ce n'est pas seulement en retenant les habitans d'une ville, ou d'une localité quelconque, sous l'influence de la cause morbifique pour y attendre la mort, que les cordons sanitaires et autres moyens d'isolement sont funestes à l'humanité. Ces mesures portent d'abord la consternation dans les esprits, et deviennent ainsi un puissant auxiliaire de l'agent invisible qui a donné naissance à l'épidémie. Puis, en interceptant les communications avec les pays sains, elles anéantissent le commerce, paralysent l'industrie, gênent les approvisionnemens, font augmenter le prix des objets de première nécessité, et, finalement, produisent la misère, qui est elle-même une cause si fréquente des maladies épidémiques. Nous connaissions depuis long-temps son influence dans le développement du typhus, et nous venons d'apprendre, au sein de Paris même, à quel point elle prédispose les individus à l'invasion du choléra.

La croyance à la contagion est encore funeste à l'humanité sous un autre rapport. Pendant que les gouvernemens sont tout occupés à empêcher, par le moyen de cordons sanitaires, de lazarets et de quarantaines, l'arrivée des prétendus germes contagieux ou pestilentiels, de ces êtres subtils, de ces moffettes insaisissables, comme les appelle M. Magendie, ils négligent de faire disparaître les causes locales d'insalubrité qui sont sous leurs yeux, et dont l'existence n'est que trop réelle. Si l'Espagne et les États-Unis d'Amérique avaient employé à l'assainissement de leurs villes qui ont été le théâtre de la fièvre jaune, la dixième partie de ce qu'ils ont dépensé en quarantaines, ils en auraient sans doute fait disparaître, depuis long-temps, les causes matérielles et patentes de cette fatale maladie, et ils auraient ainsi sauvé la vie à des milliers d'individus moissonnés par ce fléau.

Enfin, Députés de la France, l'opinion de la contagion a donné lieu à notre terrible loi sanitaire du 3 mars 1822, dont plusieurs articles prononcent la peine de mort, rigueur qui ne pourrait être justifiée que par une démonstration positive des dangers auxquels la violation de cette loi peut exposer la société. Or, cette démonstration a-t-elle été donnée? Non, et c'est pour cette raison que je viens vous demander, au nom de l'humanité, qu'il soit fait des expériences directes, et sur une très grande échelle, à l'effet de constater si les maladies dont on veut prévenir l'importation parmi nous, au moyen des mesures que cette loi prescrit, sont réellement importables ou susceptibles de se transmettre par contagion. La vie des hommes est trop précieuse pour qu'on doive la sacrifier pour l'exécution d'une loi dont le principe n'est nullement démontré.

Lors de l'épidémie qui ravagea Barcelone en 1821, nombre de personnes reçurent la mort en franchissant notre cordon sanitaire des Pyrénées, soit par mégarde, soit avec intention. M. le docteur Costa, ancien médecin du grand lazaret des Pyrénées - Orientales, a signalé nominativement à l'Académie des Sciences et au public cinq ou six faits de ce genre (1). En voici un autre qui est consigné dans un ouvrage publié en 1830, et qui prouve à quels crimes les cordons sanitaires peuvent donner lieu :

« Le fameux écuyer Joanny, revenant d'Espagne, où « régnait la fièvre jaune, se présente à la frontière avec « une partie de sa troupe : les soldats (du cordon) présu- « ment qu'il a de l'or : ils ne lui signifient pas une mesure « dont il n'est pas informé : ils le laissent venir à portée, « et le fusillent à leur aise. Au même instant, ils se jet- « tent sur ses compagnons et sur lui, font une perquisi- « tion exacte de leurs valises, et s'emparent de tout ce « qui est à leur convenance. Ils ne s'effraient pas du « contact ; les quadruples n'ont pas la peste. Cet horrible « assassinat serait resté ignoré comme tant d'autres du « même genre ; mais le paillasse de la troupe, qui n'avait « été blessé que légèrement, eut le bon esprit de faire le « mort jusqu'à la nuit ; alors, profitant de l'obscurité,

---

(1) Voir son intéressant mémoire intitulé : *De la non-conta-gion de la fièvre jaune, et des dangers du système sanitaire*. Pa-ris, 1827, [illegible]

« il se traîna comme il put jusqu'au premier bourg
« espagnol, où il dicta sa déclaration devant le corré-
« gidor (1). »

Je passe sous silence d'autres actes non moins atroces
que rapporte l'auteur de cet affligeant récit.

Mais le cordon sanitaire qui donna lieu à tant de
dépenses, à tant d'excès, à tant d'abus de la force,
était-il, au moins, de nature à préserver la France d'une
maladie contagieuse, à intercepter rigoureusement toutes les communications entre l'Espagne et notre pays?
Non, certainement ; en voici la preuve :

« Je dois l'avouer, quoiqu'à regret, dit M. le docteur
« Costa, les lois sanitaires, fussent-elles mille fois plus
« sévères, toutes les troupes que nous avons sous les
« armes fussent-elles en ligne sur les Pyrénées, les con-
« trebandiers n'en feraient pas moins leur trafic. Je
« CONNAIS PLUS DE TROIS CENTS INDIVIDUS QUI, MALGRÉ LE
« CORDON SANITAIRE DE 1821, ALLAIENT ET REVENAIENT
« D'ESPAGNE COMME S'IL N'AVAIT PAS EXISTÉ (2). » M. Costa
est lui-même des Pyrénées.

Voici le témoignage de l'un de nos savans les plus distingués, qui vient à l'appui de ce qui précède :

« Lorsqu'on plaça aux Pyrénées, dit M. Magendie,
« un cordon qui, à vrai dire, était politique plutôt
« que médical, l'année suivante je visitai les lieux où
« les postes avaient été placés ; on me montra certains
« endroits, dans les gorges les plus élevées, où passaient
« les contrebandiers. Je demandai si ces chemins étaient
« habituellement fréquentés ; on me répondit qu'ils ne

---

(1) *Mémoires pour servir à l'Histoire de la Révolution française*, etc. Paris 1830, tome Ier, chap. III, pag. 73 et 74.
(2) Ouvrage cité, p. 96.

« l'avaient été que pendant l'existence du cordon : ce
« cordon sanitaire était donc parfaitement inutile ; et si
« la fièvre jaune eût été une maladie contagieuse et
« transportable par des hommes ou des marchandises,
« il n'aurait pas retardé d'un jour son importation en
« France (1). »

Voilà les effets des cordons sanitaires destinés à empêcher les communications par terre ; ceux des cordons établis contre les provenances maritimes sont tout aussi funestes et tout aussi illusoires. Combien de bâtimens battus par la tempête n'ont-ils pas péri par suite des mesures sanitaires? Combien de marins n'ont-ils pas été engloutis par les flots, parce que, au moment du danger, on les a repoussés inhumainement des côtes qui leur offraient un abri contre les vents courroucés?

Ainsi, par exemple, le 5 octobre 1821, un bâtiment danois venant de Malaga, où régnait alors la fièvre jaune, se présenta devant Marseille. L'entrée du port lui ayant été refusée, il fut forcé de reprendre la mer, n'ayant à bord que deux hommes valides, les autres étant morts ou malades. Un mauvais temps survint, et, à onze heures du soir, ce bâtiment fut jeté à la côte, où il fut brûlé le lendemain par ordre de l'Intendance sanitaire (2).

En novembre 1831, une voie d'eau s'étant déclarée à bord du dogre français *le Dauphin*, venant de Sunderland, il tenta d'entrer dans le port de Boulogne, mais sans succès. Il se présenta ensuite, le 20, devant le port

____

(1) *Leçons sur le choléra-morbus*, p. 275.

(2) *Observations sur la fièvre jaune*, etc., par M. le docteur Robert, l'un des médecins de l'intendance sanitaire de Marseille, pag. 76 et 115.

de Dieppe, où l'on hissa aussitôt un pavillon rouge pour lui en défendre l'entrée, et on lui tira trois coups de canon, dont deux chargés à boulet. Le danger dans lequel se trouvait ce bâtiment le mit dans la nécessité de braver les mesures sanitaires et de forcer l'entrée du port (1). Cette infraction à la loi du 3 mars 1822 entraînait la peine capitale, qui, heureusement, ne fut point appliquée, malgré le zèle que mit M. le ministre du Commerce à faire poursuivre devant les tribunaux le capitaine du *Dauphin* (2).

Vers la même époque, un autre bâtiment, venant de Sunderland, se présenta devant le port du Havre pour y entrer ; mais, à raison de sa provenance, il fut repoussé et obligé de tenir la mer. Pendant la nuit, le temps devint affreux, et le lendemain matin ce bâtiment fit naufrage à quelque distance du Havre. Heureusement de prompts secours portés avec une intrépidité rare, au milieu des plus grands dangers, parvinrent à sauver l'équipage, qui aurait probablement péri si cet accident fût arrivé durant la nuit. Que de bâtimens se sont perdus ainsi par suite des mesures sanitaires !

Ces mesures sont encore funestes à l'humanité sous un autre rapport : un grand nombre d'habitans des colonies s'embarquent annuellement pour l'Europe, dans le but de venir rétablir leur santé sous un climat plus tempéré. Ce voyage est extrêmement pénible pour beaucoup d'entr'eux ; aussi soupirent-ils avec ardeur après le moment où ils pourront quitter leur prison flottante, mettre pied à terre, et recevoir les soins empressés de leurs parens et de leurs amis, ainsi que les secours de

______

(1) Voir le *Constitutionnel* du 24 novembre 1831.

(2) Voir le *Courrier Français* du 5 décembre 1831.

la médecine, dont ils ont un si grand besoin. Vain espoir ! une quarantaine les attend à leur arrivée dans les ports européens, et cette quarantaine est ordinairement d'autant plus longue, qu'ils sont plus souffrans, que le mal a fait chez eux plus de progrès, que leur teint et leurs traits dénotent des altérations organiques plus anciennes, plus profondes et plus irrémédiables ; leur couleur plombée, jaune et terreuse est souvent prise par les médecins de la santé pour un indice de fièvre jaune, et d'après cela une quarantaine de rigueur est ordonnée, pendant laquelle le mal s'aggrave, devient incurable, et le malheureux malade succombe quelquefois même avant d'avoir reçu les embrassemens de ses amis, ainsi que je pourrais en citer plusieurs exemples.

Ce n'est pas tout : par suite de ces mesures rigoureuses, les capitaines de navires sont peu disposés, en partant des colonies, à prendre pour passagers des personnes atteintes de maladies chroniques, ce qui force souvent les malades à prolonger leur séjour entre les tropiques jusqu'à ce que leur mal soit devenu sans remèdes. Combien d'hommes utiles n'ont-ils pas été ainsi les malheureuses victimes des mesures sanitaires !

Pleins de l'idée que les épidémies qui se manifestent à bord des bâtimens sont dues à des germes contagieux, les gouvernemens cherchent à empêcher l'introduction de ces êtres invisibles dans les navires ; mais ils ne songent guère aux causes locales d'insalubrité qui s'accumulent à fond de cale, et dont l'action délétère a une intensité d'autant plus grande, que ces causes sont concentrées dans un plus petit espace. Telles substances en putréfaction, qui, à l'air libre, ne produiraient point un foyer morbifique, et ne donneraient conséquemment lieu à aucun accident, font naître, au contraire, les maladies les plus graves lorsqu'elles sont renfermées dans l'étroite enceinte d'un bâtiment, qui s'oppose à la dissémination des effluves délétères, et favorise à un haut degré la contamination de cette atmosphère locale. Des milliers de faits viennent à l'appui de ce que j'avance. Ceux qui eurent lieu, en 1817, dans le port de Saint-Thomas, à bord de la gabarre française l'*Infatigable*, et de la goëlette danoise la *Macaria*, et, en 1822, à bord de la frégate anglaise *the Pyramus*, mouillée à English Harbour, dans l'île d'Antigue, établissent nettement l'origine locale de la fièvre jaune qui régna avec violence à bord de ces bâtimens, et ils prouvent jusqu'à quel point l'opinion de la contagion peut devenir funeste aux navigateurs.

Les mesures que, d'après cette opinion, on prend contre les provenances maritimes, sont-elles au moins de nature à mettre l'Europe à l'abri de la contagion, dans le cas où elle existerait? non certainement. Elles sont tout aussi vaines et tout aussi illusoires que notre cordon sanitaire des Pyrénées.

Un habitant de la Martinique ou de la Guadeloupe veut-il éviter la quarantaine que l'on fait en France, en arrivant de ces colonies? il n'a qu'à passer par l'Angleterre où les mesures de précaution contre les provenances des Indes occidentales sont à peu près nulles ; il n'a qu'à s'embarquer sur les paquebots anglais qui touchent à ces îles et sont d'une marche supérieure : il paiera, il est vrai, son passage plus cher, mais il pourra être en France douze ou quinze jours plus tôt que s'il était venu directement, et ne pas faire un seul instant de quarantaine.

Le 19 juillet 1822, je me trouvai chez M. le gouverneur de la Martinique avec M. le capitaine Griffou, officier d'état-major, qui me dit qu'il allait s'embarquer pour la France, à bord du *Royal Louis*. Peu de temps après, je m'embarquai moi-même à la Guadeloupe pour la même destination.

Après une courte traversée et une quarantaine de huit jours, je débarquai au Havre, et je me trouvai à dîner chez MM. Firebrace et Davidson avec M. M'Mullan, négociant à la Martinique, qui m'apprit qu'il était arrivé depuis peu de jours de cette colonie sur le *Royal Louis*. Je lui demandai des nouvelles de M. Griffon, son compagnon de voyage. Il me répondit qu'il était encore en quarantaine. J'exprimai l'étonnement que me causait une telle anomalie, et je priai M. M'Mullan de vouloir bien me dire comment il se faisait qu'étant venus tous les deux sur le même bâtiment, l'un fût retenu en quarantaine, lorsque l'autre était parfaitement libre. Monsieur M'Mullan me répondit que, pour éviter les désagrémens de la quarantaine qu'on est obligé de faire dans les ports de France, il s'était fait mettre à terre sur la côte de la Grande-Bretagne, d'où il s'était rendu immédiatement au Havre sans le moindre obstacle.

Combien de faits de ce genre ne pourrait-on pas citer! Qu'on juge d'après cela de l'utilité de nos mesures sanitaires contre les provenances par mer, et s'il n'y a pas urgence de faire cesser des restrictions qui n'atteignent nullement le but qu'on se propose, et donnent lieu à des conséquences si funestes.

Nous venons de voir par cet aperçu rapide combien de maux la doctrine de la contagion fait peser sur l'humanité. Si nous examinons maintenant cette doctrine sous le rapport de l'économie politique, nous verrons à quel point elle est contraire aux intérêts matériels de la société, soit par les dépenses improductives qu'elle occasione directement, soit en plongeant dans l'inaction d'énormes masses de capitaux et une multitude de producteurs.

D'abord les frais de quarantaine sont considérables. On pourra s'en faire une idée, lorsqu'on saura qu'une simple fumigation de chlore, qui ne coûte pas quinze centimes aux administrations sanitaires, se paie quatre francs cinquante centimes, ainsi qu'on le voit par la quittance qui me fut délivrée, en 1825, à ma sortie du lazaret de Marseille (1).

Mais c'est surtout la perte de temps occasionée par les mesures sanitaires, qui est préjudiciable au pays. Je ne crois point exagérer en disant qu'au moins la dixième partie de notre marine de l'État est constamment en quarantaine. D'où il suit que si les mesures sanitaires étaient abolies, nous pourrions réduire notre marine militaire d'un dixième, et peut-être même d'un huitième, sans que les différens services qu'elle est chargée de faire en souffrissent le moins du monde. Quelle économie pour la France!

Désirant connaître à quel point les quarantaines imposées aux bâtimens de l'État, dans la vue d'empêcher l'introduction de la fièvre jaune en France, sont préjudiciables au trésor, le 10 octobre 1828, je priai M. Hyde de Neuville, alors ministre de la marine, de vouloir bien faire faire dans ses bureaux un travail spécial sur ce sujet, et de m'en adresser une copie. Le 27 du même mois, M. le ministre me répondit en ces termes:

« D'après le désir que vous m'en avez exprimé, j'ai chargé MM. les préfets maritimes de m'adresser un état indiquant le nom et le rang de tous les bâtimens du roi

____

(1) Malgré les droits considérables que les administrations sanitaires prélèvent sur le commerce, elles reçoivent encore de la France une somme annuelle de 50,000 fr. pour subvenir à leurs dépenses courantes.

qui, pendant les années 1825, 1826 et 1827, ont été assujétis à faire quarantaine dans les ports de France, par le motif ou sous le prétexte que la fièvre jaune régnait ou qu'elle pouvait régner dans les lieux d'où ces bâtimens provenaient.

« Cet état, ajoutait M. le ministre, indiquera aussi la durée de la quarantaine, ainsi que le nombre des hommes de chaque bâtiment qui, pendant cet espace de temps, ont été malades, et de ceux qui sont morts, et il fera connaître pour les uns et pour les autres la nature de la maladie. »

M. le ministre m'annonçait, en terminant sa lettre, qu'il s'empresserait de m'envoyer ce travail dès qu'il lui serait parvenu. Cet administrateur, dont le zèle éclairé eût été si utile dans la question qui nous occupe, ayant quitté le département de la marine quelque temps après, je n'ai point reçu cet état qui me servirait aujourd'hui à constater d'une manière officielle les énormes préjudices que nous causent les mesures sanitaires sur un point seulement.

Quelque grands que soient du reste les préjudices que ces mesures font éprouver à notre marine militaire, ils sont bien au-dessous des pertes qu'elles occasionnent à notre marine marchande, dont les nombreux bâtimens renferment d'immenses capitaux que les quarantaines retiennent hors de la circulation pendant un temps plus ou moins considérable: ces pertes se composent des frais de quarantaine, du fret des bâtimens, de la nourriture et des gages des équipages, et de l'intérêt des valeurs placées à bord. Viennent ensuite d'autres pertes qui, pour être éventuelles et d'une appréciation moins rigoureuse, n'en sont pas moins réelles: telles sont les avaries que les marchandises peuvent éprouver durant la quarantaine, le manque de l'opportunité pour la vente, les dérangemens que les retards quarantenaires apportent dans les voyages qu'un bâtiment doit faire durant le cours de l'année, en profitant des époques les plus favorables à la navigation. Enfin, en faisant hausser le prix des marchandises assujéties à la quarantaine, les mesures sanitaires peuvent nous donner d'autant plus aisément des désavantages sur les marchés étrangers, que nous naviguons à plus grands frais que la plupart des autres nations commerçantes.

Qu'on juge des entraves que des quarantaines de 20, de 30 et de 40 jours mettent au commerce ! Eh bien ! ces quarantaines peuvent être portées à 50, à 60, à 80, et même à 100 jours et au delà. Si, pendant leur durée, quelqu'un tombe malade à bord d'une maladie suspecte, l'épreuve « ne commence qu'à partir du jour où les « médecins et chirurgiens ont reconnu et déclaré la « parfaite guérison du malade. » Or, comme rien n'est plus vague que l'exposé officiel des signes de la peste, de la fièvre jaune et du typhus (1), et que cet exposé sert de règle à nos administrations sanitaires, ces administrations peuvent voir des maladies suspectes ou réputées contagieuses dans presque toutes les affections fébriles, ainsi que cela eut lieu à Marseille en 1821, dans le cas du pontonnier Lampraye, qu'on soumit à une quarantaine de 80 jours pour une simple fièvre bilieuse légère, qui fut regardée par messieurs les contagionistes comme un cas de fièvre jaune.

Mais ce ne sont pas seulement les marins et les passagers que ces longues détentions quarantenaires enlèvent à la production ; elles lui enlèvent aussi une foule d'autres

---

(1) Voir les *Instructions concernant la police sanitaire*, pages 49, 50 et 51.

personnes, telles que les gardes de santé, que le commerce paie trois francs par jour, et qui, dans le seul port de Marseille, sont plus de deux cents ; et les nombreux porte-faix qui, après avoir transporté les cargaisons au lazaret, sont obligés d'y faire la quarantaine, et se font payer fort cher pendant tout le temps de leur séquestration.

Les mesures sanitaires ne sont pas seulement préjudiciables au commerce par les pertes de temps qu'elles occasionnent et tout ce qui en est la conséquence, elles le sont encore dans certains cas par la destruction même des marchandises. L'article 5 de la loi du 3 mars 1822, porte que « en cas d'impossibilité de purifier, de conser« ver ou de transporter sans danger des animaux ou des « objets matériels susceptibles de transmettre la conta« gion, ils pourront être, sans obligation d'en rembour« ser la valeur, les animaux tués et enfouis, les objets « détruits ou brûlés. »

C'est d'après ce principe, que l'intendance sanitaire de Marseille fit brûler, en 1821, le bâtiment danois mentionné plus haut, ainsi que les hardes des individus qui furent admis au lazaret comme atteints de la fièvre jaune. C'est également d'après ce principe qu'en 1823 le brick espagnol le *Domostierra* fut livré aux flammes dans le port du Passage, conformément à l'avis d'un médecin français, de M. le docteur Audouard. Ce fut aussi dans la vue d'anéantir les prétendus germes contagieux de la fièvre jaune qui régnait à Gibraltar, en 1828, que M. le docteur Pym, sur-intendant général des quarantaines en Angleterre, fit brûler, sous les yeux de la commission médicale française, les meubles et les hardes d'une foule de malheureux habitans de cette place. Et c'est au XIXᵉ siècle, et dans des pays tels que l'Angleterre et la France, qu'on voit de pareils traits de barbarie !

qu'on voit réduire en cendres des navires, des meubles
et des hardes, et assommer des animaux utiles, parce
qu'on a jugé qu'il était impossible de les purifier, de
détruire de prétendus germes pestilentiels dont l'existence n'a jamais été démontrée, et qui n'ont probablement de réalité que dans l'imagination des contagionistes ! L'air et l'eau, ces deux grands purificateurs,
ont été taxés d'impuissance, et l'on a recours à l'agent
le plus destructeur qui existe, au feu !

Députés de la France, il est temps, vous le sentirez
comme moi, j'en suis sûr, de porter remède à un tel état
de choses; il est temps d'examiner les bases d'un système
sanitaire si funeste aux intérêts de la société, d'un système qui traîne à sa suite tant d'abus et tant de maux, et
qui a déjà fait tant de victimes; il est temps de s'assurer
par tous les moyens que met en notre pouvoir l'état présent de la science, si les maladies épidémiques réputées
contagieuses le sont réellement, et si les cordons de troupes, les lazarets, les quarantaines et toutes les purifications prescrites par nos réglemens sanitaires sont de
nature à nous garantir de ces fléaux, à opposer une
barrière au principe transmissible qu'on leur attribue.

Je ne viens point proposer au pays de se lancer dans
des voies périlleuses, de renoncer brusquement et sans
examen préalable aux mesures de précaution ordonnées par la loi du 3 mars 1822. Non, je viens demander simplement que ceux aux mains desquels sont confiés les intérêts de la France, veuillent bien s'éclairer
sur un point aussi capital, et ne pas procéder au hasard
dans une matière où l'erreur peut avoir de si funestes
résultats.

Comme le dit M. le professeur Bouillaud, l'un des
médecins les plus éclairés et les plus honorables que la
France possède, la croyance à la contagion vient de ce

superstitions scientifiques avec lesquelles il faut espérer que nous ne tarderons pas à en finir (1). Oui, sans doute, mais le gouvernement français peut hâter puissamment l'époque où nous en finirons, l'époque où nous verrons disparaître parmi nous cette superstition, et où l'Europe sera enfin affranchie d'une multitude d'entraves et d'une foule de maux qui prennent leurs sources dans cette croyance et dans les mesures qui en sont les conséquences immédiates. Le service que le gouvernement rendra à la société en opérant dans notre système sanitaire une réforme que tant d'intérêts réclament et que la presque universalité des médecins français appelle aujourd'hui de tous ses vœux, sera immense, et cette réforme sera, sans contredit, un des plus beaux triomphes de la vérité sur l'erreur, et des progrès des lumières et de la civilisation sur l'esprit de routine et un reste de barbarie.

On ne m'accusera, j'espère, ni de légèreté, ni de présomption, lorsque je viens demander aux représentans de la France une révision prompte et radicale de notre système sanitaire. Les recherches auxquelles je me livre exclusivement depuis dix-sept ans, sur les maladies épidémiques réputées contagieuses ; les voyages que j'ai exécutés dans le but de m'éclairer sur cet important sujet ; les documens que j'ai recueillis dans la même vue, sur différens points du globe ; le suffrage accordé à mes travaux par nos deux premiers corps savans ; le succès que j'ai déjà obtenu, en demandant à la Chambre élective l'ajournement de la formation des établissemens sanitaires projetés d'après la loi du 3 mars 1822 ; enfin, les progrès que les discussions que je soutiens publique-

______

(1) *Traité pratique, théorique et statistique du choléra-morbus de Paris*, p. ...

ment depuis six ans, ont fait faire à la doctrine que j'ai été forcé d'embrasser après de longues recherches et de nombreuses observations, tout m'autorise à penser et à déclarer hautement que notre système sanitaire n'est point fondé en principe ; qu'il repose sur des bases fausses, et que par conséquent il doit être modifié le plus tôt possible. D'après cela je regarde que c'est pour moi un devoir, et comme homme et comme citoyen, de provoquer, par tous les moyens qui sont en mon pouvoir, les modifications que ce système réclame impérieusement, et qui seront, je n'en doute pas, un des plus grands bienfaits que la science puisse procurer à l'humanité et au commerce des Deux-Mondes.

En demandant une révision fondamentale de notre législation sanitaire, je ne m'appuie ni sur des systèmes hasardés ni sur des théories plus ou moins spécieuses, mais sur des faits nombreux et incontestables dont une grande partie se sont passés sous mes yeux. Des cinq maladies contre l'importation desquelles la Commission sanitaire centrale a déclaré que l'Administration devait se prémunir, j'en ai observé quatre lorsqu'elles régnaient avec une violence extrême et sur de très grands théâtres.

A la fin de 1813 et au commencement de 1814, je fus témoin de l'épidémie de typhus qui fit tant de ravages à Mayence et dans plusieurs de nos départemens de l'Est, où j'avais été envoyé, comme médecin, par M. le ministre de l'Intérieur. En remplissant l'honorable mission qui m'avait été confiée, j'eus lieu de me convaincre que, sous certaines conditions, cette maladie devient transmissible des individus malades aux individus sains par l'infection miasmatique de l'air, et que le meilleur moyen de s'opposer à la transmission consiste à disséminer les malades.

J'ai observé ensuite la fièvre jaune, de 1816 à 1828, dans l'Amérique équatoriale, dans l'Amérique du nord et dans le midi de l'Espagne, et, durant cette période, j'ai assisté aux épidémies les plus meurtrières de cette fatale maladie. En quinze ou dix-huit mois j'ai ouvert à la Guadeloupe, et dans la seule ville de Pointe-à-Pitre, plus de 500 cadavres d'individus qui étaient tombés victimes de ce redoutable fléau. Les faits mille fois répétés, dont j'ai été témoins dans ces différentes contrées, ont porté dans mon esprit la conviction la plus profonde que la fièvre jaune n'est point contagieuse, ou ne se transmet d'aucune manière de l'homme qui l'a à celui qui ne l'a pas.

J'ai observé la lèpre à Cayenne, dans les Guyanes française, hollandaise et anglaise, dans toutes les Antilles, au sud des États-Unis d'Amérique, et dans le midi de l'Espagne. J'ai donc été à même de former aussi une opinion positive sur le caractère non-transmissible de cette repoussante affection.

Les faits qui ont accompagné les épidémies de choléra-morbus dans l'Inde et au travers de l'Asie, m'avaient porté à penser que cette maladie ne se propage point par contagion, et que par conséquent toutes nos mesures sanitaires ne sauraient lui opposer une barrière, ou prévenir son développement. J'exprimai cette opinion en 1827, en répondant à un discours prononcé à la Chambre des Députés par M. de Boisbertrand, qui soutenait que lors même qu'on aurait démontré que la fièvre jaune n'est point contagieuse, « il faudrait encore tenir nos ports fermés au choléra-morbus, si ce cruel fléau menaçait d'envahir l'Europe. » On a tenu nos ports fermés ; on a établi des cordons de troupes, des lazarets et des quarantaines sur nos frontières de terre et de mer ; on a dépensé pour cela plu-

sieurs millions de francs (1), et, comme s'il eût pris à
tâche de tromper toutes les prévisions de l'autorité, c'est
au sein de Paris même que le choléra a fait sa première
apparition sur le sol de la France. Le champ d'observa-
tion a été vaste; il est resté long-temps ouvert, et l'expérience personnelle que j'ai acquise durant cette cala-
mité, a confirmé en tous points les idées que je m'étais
faites d'après l'expérience des autres sur la non-importation et la non-contagion du choléra-morbus.

Ainsi mon opinion sur le typhus, la fièvre jaune,
la lèpre et le choléra-morbus, a été formée d'après mes
propres observations, d'après des faits qui se sont pas-
-és sous mes yeux, et dont j'ai été mille fois témoin.

Quant à la peste, je ne l'ai jamais vue, et les auteurs qui en parlent rapportent des faits si contradictoires, que je ne saurais m'arrêter à aucune opinion
sur son origine et sur son mode de propagation.
J'ignore donc si cette maladie est ou n'est pas contagieuse; mais je pense que la question est d'un haut
intérêt, et qu'il nous importe d'autant plus qu'elle
soit examinée et décidée, que nos relations avec le
Levant, l'Égypte et Alger, prennent chaque jour une
nouvelle extension. Or, le moyen le plus prompt et
le plus sûr d'arriver à la solution de ce grand problème est de recourir à la méthode expérimentale qui
a déjà répandu tant de lumières sur une infinité de
points de la science de l'homme.

____

(1) Le 21 septembre 1831, la Chambre des Députés accorda
à M. le ministre du Commerce un crédit supplémentaire d'un
million de francs pour les mesures de précautions à prendre
contre le choléra, et il faut ajouter à cette somme les dépenses qui ont été faites pour le même objet par les départemens de la guerre et de la marine.

Bien des personnes regarderont sans doute une telle proposition comme tout ce qu'il y a, au monde, de plus téméraire et de plus extravagant. Peu importe : que ces personnes se rassurent ; je ne demande point qu'elles se soumettent aux expériences que je propose de faire faire, et d'un autre côté je suis fermement convaincu qu'exécutées avec les précautions requises, ces expériences ne peuvent compromettre la santé publique en aucune manière. Elles sont d'ailleurs d'une exécution facile, et elles seront des plus concluantes, si elles sont faites avec intelligence, dans les localités convenables et sur une très grande échelle.

Dira-t-on que les lois de la morale ne permettent pas que des hommes exposent leur existence en se soumettant à de semblables épreuves? Vaine objection, produit de la routine qui repousse inconsidérément des expériences dont l'unique but est d'agrandir le domaine de la science et de diminuer la somme des maux qui pèsent sur l'humanité. Alléguera-t-on que les expériences que je propose ne pourraient être faites sur un nombre d'individus assez considérable pour présenter les résultats que j'en attends? C'est comme si l'on disait qu'on ne saurait trouver en France une armée de soldats prêts à marcher volontairement à la mort. Objectera-t-on les dépenses que pourraient occasioner les expériences que je propose de faire faire, afin de déterminer d'une manière positive si la peste est ou n'est pas contagieuse? La connaissance de la vérité sur ce point serait sans doute infiniment plus utile au pays que l'obélisque de Thèbes, que nous apporte en ce moment *le Luxor*, et il y a tout lieu de croire qu'elle lui coûterait infiniment moins. Viendra-t-on m'opposer une fin de non-recevoir, en disant que les expériences proposées ne seraient point concluantes en faveur de la non-contagion, attendu qu'elles ne fourniraient que des preuves négatives? Et n'est-il pas évident pour tout homme de sens que si quelques centaines d'individus restaient en contact immédiat, pendant la durée d'une double ou triple quarantaine, avec des effets qui auraient récemment servi à des personnes mortes de la peste, sans éprouver la moindre atteinte de cette maladie; n'est-il pas évident, dis-je, que, d'après une telle immunité, nous n'aurions certainement rien à redouter des marchandises qui nous arrivent de l'Égypte et du Levant, et qui, suivant toute probabilité, n'ont pas été touchées par des pestiférés?

Rien ne s'oppose donc à l'exécution des expériences qui pourraient nous faire connaitre d'une manière positive si la peste possède ou ne possède point un caractère transmissible.

Il reste démontré par tout ce qui précède que notre système sanitaire a besoin d'une prompte réforme pour être mis en harmonie avec l'état présent de la science, et que plusieurs points de celle-ci peuvent être éclairés sans délai par un examen approfondi des faits et par des expériences directes. Or, c'est pour obtenir et cet examen et ces expériences, que je m'adresse à vous, Députés de la France, et viens invoquer votre appui dans l'intérêt du pays qui vous a investis de sa confiance et qui attend de vous d'amples et utiles modifications dans notre loi sanitaire du 3 mars 1822, loi atroce, tout empreinte de la terreur qui dominait les esprits à l'époque où elle fut présentée, et dont les bases sont entièrement fausses, du moins en ce qui touche la fièvre jaune, le typhus, la lèpre et le choléra-morbus.

CHERVIN, D. M. P.

PIÈCES A L'APPUI.

N° 1.

A M. LE COMTE D'ARGOUT,

Ministre du Commerce et des Travaux publics

Paris, le 18 avril 183.

Monsieur le Ministre,

Les nombreux documens authentiques, que j'ai recueillis dans le but de faire décider l'importante question de la contagion ou de la non-contagion de la fièvre jaune, ont donné lieu à de vives discussions que le gouvernement précédent a cherché à influencer de tout son pouvoir dans l'intérêt d'une opinion préconçue. Ne pouvant attaquer l'authenticité des documens que j'avais soumis à l'examen de l'Académie royale de Médecine, les agens de l'autorité prétendirent que je m'étais abstenu de communiquer à ce corps savant les faits qui pouvaient être contraires à mon opinion, et que dès lors mes recherches ne devaient inspirer aucune confiance. Ils parvinrent par ce moyen à faire modifier les conclusions du rapport que cette société fit, en 1828, à M. le ministre de l'intérieur sur ces mêmes documens. Ce ministre, qui était alors M. de Martignac, voulut néanmoins s'assurer si j'avais, en effet, mis de la partialité en recueillant le résultat de l'expérience personnelle des médecins des États-Unis d'Amérique, sur le caractère contagieux ou non-contagieux de la fièvre jaune. Il pria, dans cette vue, M. le ministre des affaires étrangères de lui procurer l'opinion des médecins américains sur ce sujet, ainsi que des renseignemens sur *la conduite et le caractère moral du docteur Chervin*.

Pour remplir les intentions de son honorable collègue, M. le ministre des affaires étrangères écrivit à MM. les consuls de France résidant aux Etats-Unis, et il obtint par leur intermédiaire un certain nombre de documens, tant sur l'opinion des médecins établis dans ces États, que *sur mon caractère moral*, et toutes ces pièces furent envoyées au département de l'intérieur. L'autorité aurait dû sans doute publier ces documens, pour faire connaître la manière dont j'ai procédé dans mes recherches, ainsi que l'état présent de la question de la contagion dans l'Amérique du nord; mais loin d'adopter cette marche, elle a tenu l'enquête qu'elle a fait faire sur mon compte tellement secrète, que je n'en ai eu connaissance que par des lettres qui me sont arrivées des États-Unis.

Un médecin de ce pays m'adressa, le 20 juillet dernier, la copie de deux lettres (n°s 8 et 9) écrites en 1829 à M. le ministre des affaires étrangères, relativement à mon caractère moral, aux démêlés que j'eus, dans le temps, avec le bureau de santé de New-York, et à une lettre fort importante, dans laquelle M. le docteur Quackenbos, ancien médecin de ce bureau, « s'avoue coupable d'avoir, pour des motifs d'intérêt, refusé de donner son opinion au docteur Chervin. »

Sur cette information j'écrivis, le 16 décembre dernier, à M. le ministre des affaires étrangères, pour le prier de vouloir bien me faire donner communication de toutes les pièces qui sont parvenues à son ministère par suite de l'enquête mentionnée plus haut, et il me répondit, le 29 du même mois, que comme ces pièces intéressaient exclusivement le département de l'intérieur, elles ont été transmises en original à ce département, et que, par conséquent, c'est à vous, Monsieur le ministre, que je dois m'adresser pour en obtenir communication.

D'après cela je vous prie, Monsieur le comte, de vouloir bien avoir la bonté de faire publier, aux frais du gouvernement, les documens dont il s'agit, attendu qu'ils sont d'une très haute importance pour la solution définitive de la question de la contagion ou de la non-contagion de la fièvre jaune. Suivant ce qu'on m'a dit au département des affaires étrangères, la collection de toutes ces pièces ne formera pas au delà de cinq à six feuilles d'impression, qui, tirées à cinq cents exemplaires, occasioneront une dépense de 250 à 360 fr. au plus.

Outre que vous contribuerez aux progrès de la science en ordonnant la publication des documens dont il s'agit, vous ferez encore, Monsieur le ministre, un acte de justice; car les citoyens des États-Unis, qui ont eu connaissance des informations que le gouvernement français a fait prendre officiellement dans leur pays sur *mon caractère moral*, ont pu croire que ma conduite a donné lieu à une semblable enquête. Il est donc d'une haute importance pour moi que les renseignemens qu'on a obtenus par ce moyen *soient tous publiés, quels qu'ils soient*, et qu'on les fasse précéder de la lettre par laquelle le gouvernement a cru devoir provoquer une enquête officielle tant *sur la conduite que j'ai tenue aux États-Unis que sur mon caractère moral.*

J'espère, Monsieur le ministre, que vous ne refuserez point cette satisfaction à un homme qui a consacré fortune et seize années de sa vie pour éclairer une des plus hautes questions de l'hygiène publique. L'autorité peut faire faire sur ma conduite publique et privée toutes les enquêtes qu'elle jugera convenables ; je n'en crains nullement les résultats, mais je tiens beaucoup à ce qu'ils soient publiés, pour qu'on ne les suppose pas autres qu'ils ne sont.

Après avoir parlé de *mon caractère moral* dans sa réponse à M. le ministre des affaires étrangères, M. le consul de France à New-York ajoute : « Le témoignage de « S. Exc. M. Hyde de Neuville et celui de M. Mathieu « Lesseps ne lui manqueraient pas au besoin. » Pour que le public pût juger jusqu'à quel point cette assertion se trouve fondée, je désirerais, dans l'intérêt de la vérité, que les témoignages de ces deux hommes honorables, qui ont été témoins de mes travaux dans l'Amérique du nord, fussent joints aux divers renseignemens que l'administration a obtenus sur mon compte des autres agens du gouvernement français dans ce pays.

En légalisant la signature du maire de Philadelphie, apposée sur les documens que j'ai recueillis dans cette ville, M. Lesseps s'est exprimé sur mes recherches de la manière la plus explicite. Je joins ici une copie de son certificat (n° 12). Quant à M. Hyde de Neuville, je vous prie très instamment, Monsieur le ministre, de vouloir bien lui demander son opinion tant sur mes travaux dans les États-Unis que sur mon caractère moral. Je suis persuadé qu'il s'empressera de vous la donner, et je regarderai cette démarche de votre part comme une faveur toute particulière.

J'ai l'honneur d'être avec respect,

Monsieur le ministre,

Votre très humble et très obéissant serviteur,

CHERVIN, D. M. P.

N.° 2.

À M. CHERVIN, DOCTEUR-MÉDECIN.

Ministère du Commerce et des Travaux publics.

Paris, le 4 mai 183..

Monsieur,

J'ai reçu la demande que vous m'avez adressée, à l'effet d'obtenir que les lettres et documens qui ont été envoyés d'Amérique par l'intermédiaire du ministre des affaires étrangères, en réponse aux demandes faites par l'un de mes prédécesseurs, pour connaître l'opinion des médecins de ce pays sur la question de la contagion ou de la non-contagion de la fièvre jaune, soient publiés aux frais du gouvernement.

Plusieurs raisons m'empêchent de déférer à cette demande.

D'abord je n'ai aucun fonds pour subvenir à la dépense qu'exigerait la publication des documens dont il s'agit : en second lieu, je ne vois dans cette publication aucune utilité ni aucune convenance.

Le gouvernement a fait imprimer les documens rapportés par la commission médicale de Gibraltar, parce qu'ils ne contiennent que des faits et les résultats d'une enquête en quelque sorte contradictoire (1); mais en pu-

---

(1) M. le ministre se trompe. Le gouvernement a fait imprimer les documens rapportés par la commission médicale de Gibraltar, parce que certaines personnes avaient persuadé à M. Boisber

bliant des lettres ou des mémoires qui n'expriment que l'opinion personnelle de ceux qui les ont écrits, il semblerait prendre parti dans une question de doctrine à laquelle il doit rester étranger.

D'ailleurs, les auteurs de ces écrits ne les ont pas destinés à l'impression, et je ne pense pas qu'on ait le droit de les publier sans leur aveu.

En ce qui vous touche personnellement, la publication que vous réclamez ne me paraît pas moins inutile. Il est vrai que, pour mieux apprécier la valeur des documens que vous avez rapportés des États-Unis, l'administration voulut prendre dans ce pays quelques renseignemens sur la manière dont vous avez procédé à vos investigations, et particulièrement sur les motifs qui avaient empêché le bureau de santé de New-York de certifier l'exactitude des extraits recueillis par vous dans ses archives.

Mais cette enquête n'a jamais été officielle; elle n'a donc pu vous nuire dans l'esprit public. Je me plais, au reste, à reconnaître que les résultats des informations qui ont été prises aux États-Unis sont entièrement à votre avantage, et que les témoignages les plus respectables s'accordent à prouver que votre conduite dans ce pays a toujours été honorable, et que vous ne vous êtes point écarté dans vos recherches du respect pour

---

trand que ces documens sont favorables à la doctrine de la contagion. D'après cela l'administration n'a point hésité à dépenser plusieurs milliers de francs pour venir au secours de cette doctrine : elle a trouvé des fonds pour subvenir à la dépense qu'exigée une telle publication.

CHERVIN, D. M. P.

la vérité, ni d'aucun des devoirs d'un médecin consciencieux.

J'ai l'honneur d'être, Monsieur,

Votre très humble serviteur,

Le Pair de France, ministre du Commerce et des Travaux publics,

COMTE D'ARGOUT.

<hr>

N° 3.

A M. LE COMTE D'ARGOUT,

Ministre du Commerce et des Travaux publics

Paris, le 6 mai 1831.

Monsieur le ministre,

J'ai reçu la lettre que vous m'avez fait l'honneur de m'écrire le 4 du courant, en réponse à la demande que j'ai eu l'honneur de vous adresser le 18 du mois dernier. Vous me dites que plusieurs raisons vous empêchent de faire publier, aux frais du gouvernement, les lettres et documens provenant de l'enquête officielle que l'un de vos prédécesseurs a fait faire aux États-Unis d'Amérique, tant sur la question de la contagion ou de la non-contagion de la fièvre jaune que sur *ma conduite* et *mon caractère moral*. Je prendrai la liberté de vous soumettre ici quelques observations sur les raisons que vous alléguez comme motifs du rejet de ma demande.

« D'abord vous n'avez (dites-vous, Monsieur le mi-
« nistre), aucun fonds pour subvenir à la dépense
« qu'exigerait la publication des documens dont il s'a-
« git. » J'ai tout lieu de croire qu'il y a erreur dans
cette assertion, et voici sur quoi je me fonde.

Après avoir annoncé, le 18 du mois dernier, qui est
précisément la date de ma demande, que voulant, sans
retard, employer les ouvriers de la capitale, vous avez
autorisé l'emploi de 998,000 f. affectés à divers travaux,
le *Moniteur* ajoute : « Des ordres ont été donnés pour que
« d'autres travaux, dont les projets ne sont pas encore
« définitivement arrêtés, puissent être commencés dans
« le plus bref délai possible. » Si cette note officielle est
exacte, comme je n'en doute pas, il est évident que vous
avez des fonds disponibles. Vous êtes trop sage administrateur pour ordonner des travaux sans avoir les moyens
de les payer.

Ne serait-il pas possible de prendre sur ces fonds la
chétive somme de 250 à 300 fr., que pourra coûter l'impression des documens dont je sollicite la publication au
nom de la justice et de la vérité? Vous voulez employer
sans délai les ouvriers de la capitale. Eh bien ! ma demande entre tout-à-fait dans vos intentions. De toutes
les classes ouvrières de cette ville, il n'en est certainement aucune qui souffre plus de la stagnation des affaires
que celle des imprimeurs, comme il n'en est aussi aucune qui ait plus de droits à la sollicitude et à la bienveillance du gouvernement.

Dans tous les cas, si, comme vous me faites l'honneur
de me le dire, vous n'avez aucun fonds pour subvenir à
la dépense qu'exigerait la publication des documens
dont il s'agit, je prendrai le parti d'en faire moi-même
les frais : ce sera encore un léger sacrifice à ajouter aux
sacrifices immenses que j'ai déjà faits dans l'intérêt de la

science et de l'humanité, et auxquels, pour le dire en passant, l'administration semble attacher bien peu d'importance, si j'en juge par sa conduite à mon égard.

Je passe maintenant, Monsieur le ministre, à l'examen du second motif de votre refus.

Vous ne voyez dans la publication que j'ai eu l'honneur de vous demander, *aucune utilité ni aucune convenance.* Moi, je crois au contraire que cette publication sera non seulement fort utile, mais encore de la plus *haute convenance.* Elle présentera au monde savant un tableau de l'état présent de la question de la contagion ou de la non-contagion de la fièvre jaune dans les États-Unis d'Amérique, et ce tableau inspirera d'autant plus de confiance qu'il offrira le résultat d'une enquête officielle faite sur les lieux mêmes par ordre d'un gouvernement que l'on ne saurait soupçonner de partialité pour l'opinion que je professe. Cette publication fera connaître les changemens qui se sont opérés dans l'opinion des médecins américains sur cette grave question depuis mon départ de leur pays. On y verra, entre autres choses fort remarquables, une lettre dans laquelle M. le docteur Quackenbos, ancien médecin de la Santé à New-York, « s'a-« voue coupable d'avoir, pour des motifs d'intérêt, re-« fusé de donner son opinion au docteur Chervin..... et « ne craint pas de se rétracter *publiquement*, pour obéir, « a-t-il dit, à la voix de sa conscience, dont les remords « l'ont poursuivi constamment et rendu misérable de-« puis 1821. » De quel poids de semblables aveux ne sont-ils pas dans la question qui m'occupe depuis si long-temps !

Vous dites ensuite, Monsieur le ministre, « qu'en pu-« bliant des lettres ou mémoires qui n'expriment que « l'opinion personnelle de ceux qui les ont écrits, le « gouvernement semblerait prendre parti dans une

« question de doctrine à laquelle il doit rester étran-
« ger. » Mais le gouvernement n'a-t-il pas publié plusieurs ouvrages en faveur de la contagion? et ses agens
n'ont-ils pas soutenu ouvertement cette doctrine à la
tribune nationale? Ce n'est d'ailleurs point prendre
parti pour telle ou telle doctrine, que de publier le résultat *pur* et *simple* d'une enquête officielle faite avec
impartialité, et dans laquelle le gouvernement ne met
absolument rien du sien. Mais ce serait bien certainement prendre parti pour un côté de la question, que
de soustraire le résultat de cette enquête à la connaissance du public.

Si ce résultat m'eût été défavorable, il serait connu
depuis long-temps : certains journaux se seraient empressés d'emboucher la trompette pour le proclamer par
toute la France : car il faut que vous sachiez, Monsieur
le ministre, que cette enquête a été provoquée dans
l'espoir qu'on parviendrait à me prendre en défaut,
et à me convaincre de mauvaise foi. C'est ce qu'un
agent indiscret de l'autorité dit un jour à un de mes
amis, en s'applaudissant d'avance du *coup terrible* qu'on
allait me porter.

Vous représentez, Monsieur le ministre, les documens dont je demande la publication, comme n'exprimant que l'opinion personnelle de ceux qui les ont
écrits. Permettez-moi de vous faire observer qu'ils expriment au contraire l'opinion *unanime* de plusieurs Sociétés de médecine, qui, par leur position, sont certainement des plus compétentes pour se prononcer sur la
question dont il s'agit. Telles sont, par exemple, la Société de Médecine de la Nouvelle Orléans et celle de la
Caroline du sud.

Vous ne voyez, Monsieur le ministre, « aucune convenance » dans la publication des documens précités. Je

suis encore loin de partager votre opinion sur ce point.
Quand MM. les consuls de France s'adressèrent, au nom
de leur gouvernement, aux médecins des États-Unis,
pour obtenir d'eux les documens dont il s'agit, ces
médecins s'empressèrent de les leur fournir, persuadés
qu'on avait pour but de les faire servir à la solution, si
importante et si désirée, du grand problème de la contagion ou de la non-contagion de la fièvre jaune, et que,
dans cette vue, on allait les publier, ou du moins les
soumettre à l'examen de l'un de nos corps savans. S'ils
avaient pu supposer que les pièces qu'on leur demandait resteraient enfouies dans les cartons d'un ministère, et qu'en ordonnant cette enquête, le gouvernement français n'avait eu d'autre but que de satisfaire la
curiosité, le caprice ou la passion de quelques hommes
du pouvoir, je suis moralement convaincu qu'il ne s'en
serait pas trouvé un seul qui eût répondu à l'appel de
MM. les consuls de France. Je suis fondé à penser ainsi
par la connaissance que j'ai du caractère indépendant
des médecins américains, et parce que plusieurs d'entre
eux ont été fort étonnés en apprenant par moi que les
documens qu'ils ont pris la peine de rédiger à la demande de nos consuls, n'ont point été publiés. Ils le seront bien davantage, Monsieur le ministre, lorsqu'ils
apprendront que la demande que j'ai eu l'honneur de
vous adresser, dans la vue d'obtenir la publication de
ces mêmes documens, a été rejetée d'une manière formelle pour les motifs énoncés dans votre lettre.

Parmi les médecins des États-Unis qui m'ont exprimé
leur étonnement au sujet de la non publication des pièces qu'ils ont bien voulu donner à nos consuls dans des
vues d'intérêt public, je citerai M. le docteur Holbrook,
qui a rédigé le rapport de la Société de Médecine de la
Caroline du sud ; M. le docteur Gros, ancien président

de la Société de Médecine de la Nouvelle-Orléans et l'un
des signataires du rapport fourni par ce corps savant, et
enfin, M. le docteur Vanheddeghem, également signa-
taire de ce même rapport. Après avoir transcrit un passage de ce document, dans une dissertation très inté-
ressante qu'il vient de publier contre la prétendue contagion de la fièvre jaune, M. Vanheddeghem ajoute: « Il
« est assez remarquable que, jusqu'à ce jour, le gouver-
« nement français n'ait pas cru devoir publier le docu-
« ment dans lequel la Société médicale de la Nouvelle-
« Orléans s'exprime ainsi sur une question du plus haut
« intérêt. » (*Dissertation sur la fièvre jaune*, etc. Paris,
1831, p. 11.)

Mais à quoi bon ces citations? En disant que le docteur Quackenbos *ne craint pas de se rétracter* PUBLIQUE-
MENT, M. le consul de France à New-York n'indique-t-il
pas d'une manière évidente que les médecins des États-
Unis n'ont point présumé que les documens qu'ils four-
nissaient au gouvernement français, dans la vue de servir la cause de la science et de l'humanité, resteraient
consignés dans les cartons de votre ministère comme des
pièces confidentielles?

Vous dites, Monsieur le ministre, que « les auteurs
« de ces écrits ne les ont point destinés à l'impression,
« et vous ne pensez pas qu'on ait le droit de les publier
« sans leur aveu. » Je réponds qu'ils les ont destinés à
tout moyen de publicité qui pourra leur faire opérer le
plus promptement et le plus sûrement le bien qu'ils sont
à même de produire. Loin de craindre la publicité, les
médecins non-contagionistes l'appellent de tous leurs
vœux et la provoquent de tout leur pouvoir, convaincus
que c'est le meilleur moyen de faire triompher la vérité. Vous pouvez donc être certain, Monsieur le ministre, que s'il est une chose que l'on n'ait pas le droit de

faire, c'est de laisser inédits des documens qui ont été donnés dans le but *exprès* de servir la science. Comment supposer que des Sociétés de Médecine, qui se sont réunies extraordinairement dans plusieurs séances consécutives pour répondre à la demande officielle d'un gouvernement étranger; qui ont discuté, délibéré et adopté publiquement leur réponse, craignent ensuite que cette réponse soit mise au jour? On n'aurait certes point fait une semblable supposition, ni montré de tels scrupules, si les médecins américains étaient venu appuyer par leur témoignage la doctrine erronée et anti-sociale de la contagion, doctrine dont l'administration s'est faite elle-même si inconsidérément le défenseur.

En voilà plus qu'il n'en faut pour prouver que le gouvernement français n'a point rempli les intentions des médecins américains, qui ont bien voulu lui fournir des documens sur la fièvre jaune, et que par cela même la publication que je sollicite auprès de vous, Monsieur le ministre, *est de la plus haute importance.*

Enfin, en ce qui me touche personnellement, cette publication ne vous paraît pas moins inutile que tout le reste. Selon vous, l'enquête que l'administration a fait faire aux États-Unis, *sur mon caractère moral* et *sur ma conduite*, ainsi que sur les motifs qui avaient empêché le bureau de santé de New-York de certifier les extraits recueillis par moi dans ses archives, *n'a jamais été officielle, et elle n'a donc pu me nuire dans l'esprit public.* Quant à moi, j'ai toutes raisons pour croire et même affirmer qu'elle a été *officielle,* que le gouvernement lui-même l'a qualifiée ainsi, et que c'est dans leur caractère *officiel* que MM. les consuls de France se sont adressés à divers citoyens des États-Unis pour avoir des renseignemens *sur ma conduite et sur mon caractère moral.*

Je sais d'ailleurs d'une manière certaine que cette enquête a extrêmement étonné plusieurs des médecins que j'avais eu l'avantage de connaître dans ce pays, et il y a tout lieu de croire qu'elle a fait chez d'autres, dont j'étais moins connu, une impression très défavorable pour celui qui avait pu devenir l'objet d'une mesure aussi insolite et d'aussi graves préventions.

D'un autre côté, le gouvernement a, dit-il, ordonné cette enquête d'après des avis qui lui étaient parvenus des États-Unis. Quels étaient ces avis? une lettre du docteur Hosack, de New-York, laquelle avait été sollicitée auprès de lui à l'instigation de certains agens de l'autorité, résidant à Paris, qui eurent grand soin de la faire publier et commenter par quelques journaux, tels que la *Revue Médicale* et la *Gazette de France*. Or, puisque cette lettre, qui contient contre moi les plus insignes calomnies, a été publiée, et qui plus est, à l'instigation des hommes du pouvoir, il est de toute justice que l'enquête qui en a été la conséquence le soit aussi, pour repousser ces calomnies.

C'est dans cette lettre qu'on m'a accusé de m'être fait interdire, par ma partialité, l'entrée des archives du bureau de Santé de New-York. Ce bureau refusa seulement de certifier l'exactitude des extraits que j'avais pris dans ses archives, ce qui est déjà fort grave. Mais puisque l'administration a fait prendre des renseignemens sur les motifs de ce refus, elle doit les publier, pour ne pas laisser peser sur un homme d'honneur une accusation grave qui a été provoquée par les manœuvres de ses agens.

Ce n'est pas tout, le docteur Townsend, qui a porté à la connaissance de l'administration la lettre diffamatoire du docteur Hosack, en a lui-même adressé une qui est pire encore à **M.** le baron Portal, comme président de l'Académie royale de Médecine. Cette lettre, qui fut publiée dans le *New-York-Enquirer*, contient contre moi une foule d'accusations d'une haute gravité, et que l'enquête que le gouvernement a fait faire aux États-Unis, tant sur la question de la contagion ou de la non-contagion de la fièvre jaune, que sur mon caractère moral, réduira complètement au néant. Ainsi, vous voyez, Monsieur le ministre, que, loin d'être inutile, la publication de cette enquête sera au contraire d'une très grande importance et pour la question scientifique et pour ce qui me touche personnellement.

Si les renseignemens qui sont parvenus à l'administration sur *ma conduite* et sur *mon caractère moral*, m'étaient défavorables, vous pourriez craindre, Monsieur le ministre, que leur publication ne vînt placer ceux qui les ont envoyés dans une position désagréable vis-à-vis de moi : mais un pareil motif ne saurait vous retenir, puisque vous me faites l'honneur de me dire que les résultats de ces informations *sont entièrement à mon avantage*, ce dont j'aurais déjà pu me convaincre, d'après le peu d'empressement que l'on a mis jusqu'ici à les faire connaître.

Quant à ce qui regarde MM. les consuls de France, qui ont fourni des renseignemens sur mon caractère moral et sur la manière dont j'ai procédé à mes investigations, ils verront certainement avec plaisir que le gouvernement rend justice à un homme qui a mis dans toutes ses recherches la plus rigoureuse impartialité, et auquel ils se sont plus à donner des témoignages publics de leur estime. Les pièces de leur correspondance relativement à moi, qu'un médecin de mes amis m'a fait parvenir des États-Unis, en m'autorisant à les publier, sont, Monsieur le ministre, une preuve matérielle de ce que j'avance. Je dis que ces pièces m'ont été envoyées par un médecin, car il est bon que vous sachiez que depuis près de dix ans que j'ai quitté les États-Unis, je n'ai eu absolument aucune relation directe ni indirecte avec les agens du gouvernement français dans ce pays.

Je crois, Monsieur le ministre, avoir combattu victorieusement les différentes raisons que vous alléguez dans votre lettre, comme motifs du rejet de la demande que j'ai eu l'honneur de vous adresser. J'espère que rien ne vous empêchera plus de faire publier, aux frais du gouvernement, toutes les pièces provenant de l'enquête que l'administration a fait faire aux États-Unis d'Amérique, tant sur mon caractère moral que sur l'état présent de la question de la contagion ou de la non-contagion de la fièvre jaune dans ce pays, et que vous voudrez bien avoir la bonté de faire placer en tête de cette publication la lettre par laquelle M. le ministre de l'intérieur a provoqué l'enquête dont il s'agit : en voyant la demande, le public jugera mieux de la valeur des réponses.

Si cependant, malgré l'annonce précitée du *Moniteur*, vous n'aviez en effet, Monsieur le ministre, *aucun fonds* pour subvenir à cette modique dépense, je vous prierais de vouloir bien avoir la bonté de me faire communiquer les documens dont je réclame la publication, et je les ferais imprimer à mes frais. De cette manière l'administration pourra encore servir, sans qu'il lui en coûte rien, la cause de la science et de l'humanité, et, qui plus est, faire un acte de justice, soit envers les médecins américains qui se sont empressés de répondre à la demande de nos consuls, soit envers moi personnellement.

J'ai l'honneur d'être avec respect,

Monsieur le ministre,

Votre très humble et très obéissant serviteur,

CHERVIN, D. M. P.

N° 1.

A M. LE MINISTRE DE L'INTÉRIEUR,

Président du Conseil, chargé, par intérim, du ministère du Commerce et des Travaux publics.

Paris, le 15 juin 1831.

Monsieur le Ministre,

L'absence de votre honorable collègue, M. le comte d'Argout, me met dans la nécessité de vous distraire quelques instans de vos nombreuses et importantes occupations, en vous adressant une demande qui est fondée sur les principes de la plus rigoureuse justice, mais que M. le ministre du commerce et des travaux publics n'aura sans doute pas envisagée sous son véritable point de vue, puisqu'il l'a rejetée, nonobstant tout ce que j'avais fait pour en assurer le succès. Voici ce dont il s'agit.

Contrariée de ce que j'étais parvenu à faire établir par la Chambre des Députés que les lazarets, dont la construction avait été ordonnée dans le but de mettre la France à l'abri de la prétendue contagion de la fièvre jaune, *étaient tout-à-fait inutiles*, l'administration de Charles X crut devoir attaquer mes recherches sur l'origine et le caractère de cette maladie dans leurs propres fondemens.

Pour cela, vers la fin de 1828, M. le ministre de l'intérieur fit faire aux États-Unis d'Amérique une enquête officielle *sur ma conduite dans ce pays, sur mon caractère moral, sur les motifs qui auraient porté le bureau de santé de New-York à m'interdire l'entrée de ses archives, et enfin sur* l'opinion des médecins américains touchant la question de la contagion ou de la non-contagion de la fièvre jaune. Certains agens s'étaient flattés que par ce moyen on parviendrait à me convaincre de mauvaise foi, et à ôter, par conséquent, à mes recherches toute force morale.

MM. les consuls de France résidant aux États-Unis furent donc chargés de faire cette enquête, et par suite de cela ils adressèrent à M. le ministre des affaires étrangères un assez grand nombre de lettres et documens qui furent envoyés en original au département de l'intérieur ; mais les informations contenues dans ces pièces s'étant trouvées *entièrement* à mon avantage, l'administration prit le parti de les soustraire à la connaissance du public, ainsi qu'à la mienne.

Ayant été informé l'automne dernier seulement, par un médecin des États-Unis, de l'enquête *officielle* qui a été faite dans ce pays sur *ma conduite*, sur *mon caractère moral* et sur *la question de la contagion ou de la non-contagion de la fièvre jaune*, je me présentai au ministère de l'intérieur pour prendre connaissance des pièces provenant de cette enquête ; mais la communication m'en fut refusée.

Le 18 avril dernier, j'écrivis à M. le ministre du commerce et des travaux publics, pour le prier de vouloir bien faire publier aux frais du gouvernement toutes ces pièces *sans exception,* et de les faire précéder de la lettre ministérielle qui a provoqué l'enquête d'où elles proviennent. Je représentai à M. le comte d'Argout que cette publication était non seulement dans l'intérêt de la science, mais encore dans celui de ma propre réputation, à laquelle on avait nécessairement porté atteinte par la mesure inquisitoriale dont je suis devenu l'objet, et que par conséquent c'était un acte de justice que je réclamais. Je lui annonçais d'ailleurs que, d'après ce qu'on m'avait dit, les frais de la publication que je demandais n'iraient pas au delà de 250 à 300 francs.

M. le ministre du commerce et des travaux publics me fit l'honneur de m'informer, le 4 mai suivant, que plusieurs raisons l'empêchaient de déférer à ma demande : *D'abord, qu'il n'avait aucun fonds pour subvenir à la dépense qu'exigerait la publication des documens dont il s'agit; et, en second lieu, qu'il ne voyait dans cette publication aucune utilité ni aucune convenance.*

Je répondis à M. le comte d'Argout le 6 du même mois, et je combattis victorieusement les différentes raisons qu'il allègue comme motifs de son refus. Je lui dis, par exemple, que si le département confié à ses soins était en effet dans l'impossibilité de subvenir à une dépense de 250 à 300 francs que pourrait lui occasionner la publication que je réclame comme un acte de justice, malgré tous les sacrifices que j'ai faits jusqu'à ce jour dans des vues d'intérêt public, je ferai encore celui de subvenir moi-même aux frais de cette publication, et que, dans cette hypothèse, je le prierai de vouloir bien me faire donner communication de toutes les pièces provenant de l'enquête précitée.

N'ayant reçu, jusqu'à ce moment, aucune réponse à ma lettre, je prends la liberté, Monsieur le président du Conseil, de vous renouveler la demande que j'ai eu l'honneur d'adresser à votre honorable collègue M. le ministre du commerce et des travaux publics, persuadé que vous vous empresserez d'y faire droit, et de me rendre toute la justice qui m'est due.

J'ai l'honneur d'être avec respect, Monsieur le président du Conseil,

Votre très humble et très obéissant serviteur,

CHERVIN, D. M. P.

N° 5.

A M. LE DOCTEUR CHERVIN.

Ministère du Commerce et des Travaux publics.

Paris, le 5 juillet 1831.

Monsieur,

J'ai reçu la lettre par laquelle vous offrez de faire imprimer à vos frais les documens que l'un de mes prédécesseurs a fait recueillir dans l'Amérique du nord, pour connaître l'opinion des médecins de ce pays sur la question de contagion ou de non-contagion de la fièvre jaune.

Quoique je ne puisse, comme je vous l'ai annoncé, disposer en ce moment d'aucun fonds pour l'impression de ces documens, je puis encore moins accepter l'offre que vous me faites de vous charger d'une dépense qui ne pourrait concerner que le gouvernement, si elle était jugée utile et convenable.

Mais, je vous répète que la publication des documens dont il s'agit ne me paraît avoir ni l'un ni l'autre de ces deux caractères. Les observations que vous m'avez adressées à ce sujet ne détruisent nullement les raisons que je vous ai données dans ma lettre du 18 mai (du 4); que ces documens présentent l'opinion de quelques médecins isolés, ou celle de quelques sociétés de médecine des États-Unis d'Amérique, il importe fort peu; ce sont toujours de simples opinions, des discussions de doctrine, auxquelles l'administration est complétement étrangère. Ces théories ne pourraient intéresser qu'à raison de leur application au système des mesures sanitaires actuellement en vigueur. Mais, comme en Amérique même, où la majorité des médecins est prononcée contre la contagion de la fièvre jaune, on a plutôt augmenté que diminué les mesures de précaution dont vous réclamez l'abolition en France, il est assez évident qu'on est loin d'y considérer la question comme décidée ; et jusqu'à ce qu'elle le soit, il sera du devoir du gouvernement de maintenir les règlemens sanitaires actuellement en vigueur.

Pour ce qui vous touche personnellement, vous ne me paraissez pas fondé à réclamer la publication des renseignemens qui ont été pris en Amérique ; car votre caractère et votre conduite n'ont été inculpés dans aucun acte de l'administration ; elle ne vous doit donc aucune réparation, et d'ailleurs la déclaration contenue dans ma lettre du 18 mai (du 4), doit vous donner pleine satisfaction à cet égard.

J'ai l'honneur d'être, monsieur, votre très humble serviteur.

Le pair de France, ministre du Commerce et des Travaux publics.

COMTE D'ARGOUT.

N.º 6.

Nouvelle-Orléans, 30 décembre 1838.

Le Secrétaire de la Société médicale de la Nouvelle-Orléans,

A M. CHERVIN,

Docteur en médecine, Membre correspondant, à Paris.

Monsieur et très cher confrère,

M. le consul de France ayant écrit à la société, d'après l'invitation de son gouvernement, pour savoir son opinion relativement à la contagion ou à la non-contagion de la fièvre jaune (ce qui nous a fait voir que vos généreux efforts pour faire triompher la vérité n'étaient pas encore couronnés d'un entier succès), la commission nommée par elle et les autres médecins qui se trouvaient aux séances qu'elle a tenues à cet effet, a envoyé le rapport ci-joint, à M. le consul, approuvé, comme vous le verrez, par tous les médecins français, allemands, espagnols et italiens qui exercent ici, et a arrêté, en même temps, qu'une copie vous en serait envoyée, pour vous prouver, monsieur et très cher confrère, que non seulement nous sommes invariables dans notre opinion sur la non-contagion de la fièvre jaune, mais que nous serons toujours prêts à prendre énergiquement votre défense à cet égard, et à vous rendre la justice qui vous est si bien due, pour les peines infinies que vous vous êtes données afin d'arriver au noble but que vous vous étiez proposé.

Je me félicite, mon très cher confrère, d'avoir été nommé le rapporteur de la commission, puisque j'ai pu ainsi vous donner une preuve ostensible de l'estime particulière que je vous porte.

Désirant ardemment recevoir bientôt de vos précieuses lettres, et surtout d'apprendre que vous avez enfin surmonté les nombreux obstacles qu'on vous a si injustement suscités.

J'ai le plaisir d'être, monsieur et très cher confrère, etc.

THOMAS, D. M.

N° 7.

Messieurs,

La commission que vous avez nommée dans votre assemblée du 22 de ce mois, pour faire connaître à M. le consul de France votre opinion, en réponse à la demande qu'il vous avait adressée de la part de son gouvernement relativement à la contagion ou non-contagion de la fièvre jaune, a l'honneur de vous soumettre aujourd'hui son rapport, ainsi que vous l'avez arrêté dans la susdite assemblée.

Elle commence par manifester son étonnement et la peine qu'elle éprouve de voir une semblable opinion se reproduire aujourd'hui, et que, dans le pays le plus éclairé de l'univers, il se trouve encore des hommes, des savans mêmes, parmi lesquels on rencontre des médecins qui ont observé la fièvre jaune, qui semblent vouloir ressusciter le fantôme de la contagion, que les dix-neuf vingtièmes de ceux qui exercent dans les lieux où cette maladie porte ses ravages, croyaient enfin disparu du monde médical.

Nous ne pouvons, il faut l'avouer, concevoir qu'une telle opinion puisse être celle de médecins instruits et dégagés de préjugés, ayant observé plusieurs épidémies de cette affection redoutable, sans avoir en même temps l'idée pénible que des motifs particuliers et peu honorables les dirigent ; et alors, nous devons déplorer qu'il se trouve dans notre respectable profession des individus capables de se laisser influencer d'une semblable manière. (Voir le n° 8.)

Comment, en effet, messieurs, croire encore à la contagion de la fièvre jaune, après les preuves si multipliées et si souvent fournies du contraire, par des hommes d'une véracité et d'un savoir reconnus, pratiquant depuis long-temps dans les pays où elle sévit fréquemment, et dont toute l'existence a démontré que l'amour de l'humanité et de la vérité était le seul guide ?

Les travaux et les expériences exécutés par ces médecins courageux, les dangers auxquels la plupart d'entre eux se sont volontairement exposés, seront-ils donc perdus pour la science ?

Quoi, les Devèze, les Lefort, les L. Valentin, les Mongez, les Félix Pascalis, et tant d'autres noms dont s'honore notre art et qu'il serait trop long de citer, auraient en vain fait entendre leur voix pour plaider la cause de la vérité ! L'estimable docteur Chervin surtout, qui a tant fait pour cette noble cause, qui a recueilli tant de faits précieux, qui n'a négligé aucun moyen d'investigation, quelque désagréable, quelque dégoûtant qu'il fût (1),

---

(1) Nous l'avons vu ici avaler la matière noire du vomissement !

pour arriver au but qu'il s'était proposé, aurait-il consacré les plus belles années de sa vie médicale, aurait-il sacrifié sa fortune et exposé vingt fois son existence en pure perte pour l'humanité!.... Nous ne pouvons nous arrêter à une réflexion aussi affligeante, et nous concevons l'espérance, au contraire, que bientôt, que déjà peut-être la justice qu'il mérite lui est rendue, et que la publication de ses observations si nombreuses et si authentiques a enfin à jamais terrassé l'hydre de la contagion.

Quant à vous, messieurs, votre opinion, basée sur une multitude de faits irrécusables, est, ainsi que la nôtre, depuis long-temps bien connue. La plupart d'entre vous l'ont donnée par écrit, motivée autant qu'elle doit l'être, au docteur Chervin, lors de son séjour parmi nous en 1820. Ceux qui ne l'ont pas fait n'exerçaient pas alors à la Nouvelle-Orléans ; c'est pour cela seulement que leurs noms ne se trouvent pas parmi ceux des médecins qui s'empressèrent de lui témoigner *qu'ils partageaient entièrement son opinion sur la non-contagion de la fièvre jaune*. Déjà la société médicale l'avait proclamé dans un rapport imprimé qu'elle publia sur l'épidémie de 1817 ; et, à cette occasion, messieurs, nous dirons que ce n'est pas sans un grand étonnement, pour ne pas dire quelque chose de plus, que nous avons appris qu'un des rédacteurs de ce rapport, maintenant à Paris, s'était rangé sous la bannière des contagionistes, quoique depuis son départ d'ici, où il était d'une opinion opposée, il n'ait plus eu occasion d'observer la fièvre jaune.

En 1819, la société publia un autre rapport sur l'épidémie dont la Nouvelle-Orléans fut encore alors victime, et elle y professa la même opinion étayée de preuves nombreuses. Cette opinion a été reproduite depuis dans divers écrits publiés par plusieurs de ses membres, et est à présent corroborée par tant de nouveaux faits, qu'il est désormais impossible qu'elle en puisse changer. Aussi la conviction de votre commission est telle à cet égard (et elle sait qu'elle est aussi la vôtre), qu'elle ne craint pas de déclarer qu'une opinion contraire lui paraîtrait absurde et inadmissible.

Nous pensons que cette profession de foi est suffisante pour répondre à la demande de M. le consul de France, et qu'il est inutile d'énumer toutes les preuves de la non-contagion de la fièvre jaune. Elles existent avec tous les détails convenables dans les écrits des médecins que nous avons cités, et d'une infinité d'autres, et sont, sans aucun doute, parfaitement connues du gouvernement français et de l'Académie de Médecine de Paris.

Nous terminons en exprimant le vœu que ce rapport contribue à la solution d'une aussi importante question, qui intéresse à tant de titres les nations commerçantes, et souhaitons, messieurs, que vous jugiez que votre commission a atteint le but que vous vous étiez proposé en la nommant.

Nouvelle-Orléans, le 29 décembre 1828.

Les Membres de la Commission,

Signé J. E. DOORNICK, M. D.;

FORMENTO, M. D. de la Faculté de Turin.

THOMAS, D. M., *Rapporteur.*

Nous, médecins soussignés, adoptons entièrement les conclusions du présent rapport dont nous partageons l'opinion, et arrêtons qu'il sera immédiatement envoyé à M. le consul de France.

Nouvelle-Orléans, le 29 décembre 1828.

J. Lebeau, M. D; — J. Eichkorn; — J. E. Doornick, M. D.; — De Corès, D. M.; — Lacroix; — J. Labatut, D. M. M.; — Ch. Miltemberger; — J. Renou; — Pecquet; — Formento, D. M.; — D. Senac, D. M.; — M. Halphen; — Alexandre Vanheddeghem; — J. Martin; — Dupuy; — J. Conand.

Certifié conforme à l'original,

Thomas.

N° 8.

LETTRE

De M. le Consul de France à New-York

A M. LE MINISTRE DES AFFAIRES ÉTRANGÈRES.

(Division Commerciale, n° 44.)

New-York, 15 janvier 1829.

Monseigneur,

Par le dernier paquebot, sous le n° 33, j'ai eu l'honneur d'adresser à Votre Excellence des données sur l'opinion de la Faculté de mon arrondissement à l'égard de la fièvre jaune, et j'y avais joint quelques certificats de médecins, attestant leur croyance que cette maladie n'est point contagieuse.

Je m'empresse aujourd'hui de vous transmettre une lettre du docteur Quackenbos, qui a été médecin de la Santé de New-York pendant près de dix ans. Cette lettre, par laquelle ce praticien distingué s'avoue coupable d'avoir, pour des motifs d'intérêt, refusé de donner son opinion au docteur Chervin, est d'une bien grande importance pour la question dont le gouvernement de Sa Majesté s'occupe, en même temps qu'elle fait honneur à l'homme qui ne craint pas de se rétracter publiquement pour obéir, a-t-il dit, à la voix de sa conscience, dont les remords l'ont poursuivi constamment et rendu misérable depuis 1821.

J'ai l'honneur, etc.

<hr>

N° 9.

LETTRE

De M. le Consul de France à New-York,

A M. LE MINISTRE DES AFFAIRES ÉTRANGÈRES

New-York, le 19 mai 1829.

Monseigneur,

Je ne perds pas un moment pour répondre à la lettre dont Votre Excellence m'a honoré, le 17 mars dernier, sous le n° 17, division commerciale, relativement aux informations à prendre sur le caractère moral de M. le docteur Chervin et sur les circonstances qui ont porté, en 1821, le bureau de santé de New-York à lui fermer ses archives.

Ces informations me sont d'autant plus faciles à donner, que j'étais aux États-Unis lors du voyage de M. Chervin, et que son honorable entreprise excitait alors toute mon attention et tout mon intérêt. D'un autre côté, mon témoignage doit être d'autant moins suspect, que je n'ai jamais revu M. Chervin depuis cette époque.

J'ai été témoin à Baltimore qu'il apportait la plus religieuse impartialité à recueillir les opinions des médecins les plus éclairés sur l'importante question à la solution de laquelle il a, pour ainsi dire, consacré sa vie.

Son caractère moral m'a paru non seulement irréprochable, mais, je dois le dire hautement, son ame est de celles qui honorent l'humanité. Le témoignage de son excellence M. Hyde de Neuville et celui de M. Mathieu Lesseps ne lui manqueraient pas au besoin. (Voir les trois numéros qui suivent.) Pendant mon séjour à la Havane, j'ai souvent entendu de célèbres médecins, notamment le savant docteur Belot, rendre un juste hommage à ses lumières et à son zèle infatigable pour la science.

Lors du voyage du docteur Chervin à New-York, l'opinion de la non-contagion, quoique prédominante, était encore fortement controversée. A la tête des contagionistes était le docteur Hosack, homme d'une grande influence, méritée par un savoir réel et appuyée d'une grande fortune, d'une position élevée dans une société républicaine où sa profession est si fort honorée, et enfin d'une immense clientelle parmi les jeunes médecins, dont une très grande partie sont ses élèves. L'opinion contagioniste était et est encore une véritable passion chez le docteur Hosack. Il la défend avec une violence digne du siècle de Ramus (1). Si l'opinion contraire s'établissait, toute sa doctrine médicale était ébranlée, son école devenait déserte et le professeur presque ridicule.

(1) M. le docteur Hosack ne se bornait point à défendre son opinion avec violence, il invoquait encore à son appui des faits complétement inexacts, ainsi que ses attaques contre moi en fournissent la preuve.

Il m'a accusé publiquement, en 1828, d'avoir soustrait à la connaissance de l'Académie royale de Médecine et du public le document qu'il me délivra à New-York, en 1821, en faveur de la contagion de la fièvre jaune, et cependant cette pièce est mentionnée d'une manière formelle à la page 18 du rapport que ce corps savant avait fait, en 1827, sur les documens que j'ai recueillis concernant cette maladie, rapport dont un exemplaire avait été adressé de Paris à M. Hosack.

Ce médecin a prétendu que les faits contenus dans ce document suffiraient seuls pour faire revenir l'Académie royale de Médecine sur ses pas, dans le cas où elle se serait prononcée en faveur de la non-contagion de la fièvre jaune. Eh bien! ce document ne contient pas un seul fait!

M. Hosack n'a pas craint non plus d'affirmer qu'en 1821, le conseil de santé et le conseil de ville de New-York m'avaient interdit l'entrée de leurs archives, à cause de la partialité que j'aurais montrée en faveur de mon opinion, en faisant des extraits des documens renfermés dans ce dépôt. Jamais semblable interdiction ne m'a été faite, et M. Hosack ne pouvait l'ignorer, puisque mes discussions avec le bureau de santé de New-York furent publiées dans les journaux de cette ville, où il les avait lues très certainement, et dans un écrit que je remis moi-même chez lui. J'ai fait du reste bonne justice des faits controuvés qu'il a plu à M. Hosack et à son ami M. Townsend d'invoquer contre moi : on peut s'en convaincre par ma *Réponse aux allégations* de ces Messieurs, brochure de 192 pages, à laquelle ils n'ont pas répliqué un seul mot.

CHERVIN, D. M. P.

Les recherches du docteur Chervin, qui touchaient à leur fin et dont le résultat n'était plus un mystère lors de son arrivée à New-York, devaient donc trouver dans le docteur Hosack un adversaire décidé, et il n'épargna rien pour les traverser.

Le bureau de Santé avait permis au docteur Chervin de compulser ses registres, promettant de faire certifier par son secrétaire les extraits qu'il devait en prendre.

Cependant lorsqu'après un travail long et pénible M. Chervin présenta ses extraits au bureau de santé, cette assemblée, prévenue par M. le docteur Hosack, refusa de les certifier, alléguant que M. Chervin avait eu soin de choisir dans les documens qui lui avaient été soumis ceux qui étaient favorables à son opinion connue, et d'écarter des faits qui la condamnaient. Il s'ensuivit une guerre de plume assez active, dont le résultat dans l'opinion fut tout-à-fait favorable au docteur Chervin, mais qui ne put parvenir à changer la décision du bureau de santé. Le général Morton, secrétaire du bureau de santé, homme d'ailleurs honorable, écouta trop en cette occasion l'intime amitié qui l'unit au docteur Hosack (1), et peut-être le bureau de santé lui-même n'a-t-il pas su se défendre d'une certaine disposition à protéger une

____

(1) J'ai en ma possession plusieurs lettres écrites de New-York, qui corroborent entièrement ce que M. le consul de France dit ici sur le rôle que jouèrent MM. Hosack et Morton, pour porter le bureau de santé de cette ville à manquer à la promesse qu'il m'avait faite d'une manière formelle, de faire certifier par son secrétaire l'exactitude de tels extraits que je pourrais prendre dans ses archives. (That such extracts as Dr. Chervin might take from the minutes of the board, might be authenticated by the secretary. Voir le *Commercial Advertiser* et l'*Evening-Post* du 7 août 1832.

Chervin, D. M. P

opinion à laquelle il doit son importance et son autorité.

Ces faits, dont j'ai d'ailleurs un souvenir assez présent, m'ont été confirmés par un médecin digne de toute confiance, d'autant plus croyable qu'il n'a pas été consulté par M. le docteur Chervin.

J'invite votre excellence à se faire représenter la lettre de M. Hersant, n° 44, en date du 15 janvier de cette année. Elle me paraît propre à jeter de la lumière sur les traverses qu'a éprouvées ici M. le docteur Chervin.

J'ai l'honneur, etc.

N° 10.

Nous, ambassadeur de sa majesté très chrétienne près sa majesté très fidèle, et son envoyé extraordinaire et ministre plénipotentiaire près les États-Unis d'Amérique, etc.,

Certifions sincères et véritables les signatures des docteurs William Thornton, Tho. Semmes, W. Washington et J. Richards.

Nous faisons des vœux pour le succès de l'entreprise de M. le docteur Chervin ; nous la considérons comme ne pouvant qu'être très utile à l'humanité et au commerce, et nous ne saurions donner trop d'éloges à celui qui a conçu et exécuté un aussi louable projet.

Fait à Washington-City, ce 1er avril 1821.

BARON HYDE DE NEUVILLE.

N° 11.

L'Etang près Sancerre (Cher), ce 19 juillet 1831.

J'ai reçu, Monsieur, la lettre que vous m'avez fait l'honneur de m'écrire. Je vois que vous éprouvez de nouvelles difficultés; je n'en suis point surpris : *les vérités sont comme les fruits, il faut qu'elles mûrissent.* Je répète ici des paroles que je prononçai à la Chambre des Députés, à l'occasion de cette même fièvre jaune qui vous donne tant de soucis, et qui vous assure une si belle page dans l'histoire de la science; car le moment viendra où justice complète vous sera rendue. On ne fera plus d'enquête *sur votre conduite, sur votre caractère moral;* on saura que *seul, à vos frais,* vous avez, au milieu de périls et de contrariétés de tous genres, entrepris de rendre un immense service à l'humanité ; on saura apprécier cette généreuse persévérance sans laquelle le préjugé que vous combattez serait encore, et long-temps, funeste à l'industrie des peuples, et vous recevrez, même de vos contemporains, le juste tribut d'éloges qui vous est dû.

Ne perdez point courage, Monsieur; rappelez-vous Galilée réduit à s'écrier, en frappant la terre du pied : « *E pur si muove.* » Répondez à vos détracteurs : «*Et cependant la fièvre jaune n'est point contagieuse.* » Puis faites imprimer vos nombreux documens, et, si vous le pouvez, ceux de vos adversaires.... et attendez ; vous n'aurez pas long-temps à frapper d'impatience la terre du pied, le fruit sera bientôt mûr, je crois pouvoir le prédire.

Vous me demandez, Monsieur, un exposé de mon

opinion sur votre conduite, sur votre caractère moral
et sur vos travaux pendant votre séjour aux États-Unis.
Vous ajoutez :

« Si, par hasard, il vous était parvenu sur mon
« compte quelques rapports défavorables, je vous prie-
« rais très instamment de ne point les passer sous silence;
« car ce n'est point mon éloge que je viens vous deman-
« der, mais un exposé fidèle de ce que vous avez pu
« apprendre sur moi et sur la manière dont j'ai procédé
« à mes investigations, pendant les deux ans que j'ai
« passés aux États-Unis. La haute position que vous oc-
« cupiez alors dans ce pays, comme ministre du roi,
« vous mettait à même d'être mieux informé que per-
« sonne de ce qui me concernait. »

Ma réponse, Monsieur, est facile. — Votre conduite
aux États-Unis a toujours été celle d'un homme estimable ; votre caractère moral m'a toujours paru répondre
en tout à votre conduite, et j'ai été à même de me convaincre du zèle éclairé et consciencieux que vous avez
mis à poursuivre vos utiles travaux, et à procéder à
toutes vos investigations.

Je ne suis plus, Monsieur, qu'un pauvre ilote au
milieu de cette patrie qui me fut et me sera toujours si
chère ; je ne sais donc point si cet exposé pourra vous
servir ; mais, à tout événement, je saisis avec plaisir
cette occasion que vous m'offrez de vous donner un nouveau témoignage de ma parfaite estime.

Recevez, monsieur, l'assurance de mes sentimens dévoués.

HYDE de NEUVILLE.

N° 12.

Consulat de France à Philadelphie.

Le consul de France à Philadelphie certifie à tous qu'il appartiendra que la signature apposée à la page ci-contre est véritablement celle de M. Robert Wharton, maire de la ville de Philadelphie, et que foi pleine et entière doit y être ajoutée tant en jugement que hors.

Je certifie que j'ai été témoin des travaux admirables de M. le docteur Chervin pour obtenir les renseignemens les plus utiles au but glorieux et important auquel il tend avec une persévérance et une continuité de soins qui doivent lui mériter la reconnaissance et l'assistance de tous les peuples et de tous les gouvernemens. Pendant son séjour dans mon arrondissement consulaire, si important pour l'objet des recherches de M. le docteur Chervin, il s'est mis en rapport avec les hommes de l'art, les savans les plus distingués et les plus recommandables par leur érudition, leurs lumières et leur profonde expérience ; il a parcouru tous les lieux de cet arrondissement où avaient pu se manifester des symptômes du fléau dévastateur qu'il combat avec tant de zèle et de courage ; enfin, il n'a pas perdu un seul instant de vue le but utile et philantropique pour lequel il a entrepris de si longs et de si pénibles voyages. Heureux de pouvoir consigner ici un témoignage de mon estime et de ma vénération pour M. le docteur Chervin, je forme le vœu que la plus douce récompense de ses travaux lui soit accordée, le suffrage du gouvernement paternel du roi, auquel rien de ce qu'entreprend de glorieux et d'utile un de ses sujets n'est étranger.

En foi de quoi j'ai délivré le présent, contre-signé par le chancelier, et scellé du sceau royal de ce consulat.

Fait à Philadelphie, le 20 juin 1821,

Le consul de France,

Mathieu LESSEPS.

Par M. le consul :

Le Chancelier,

Fred. Th. CERFBER.

Telles sont les pièces que j'ai cru devoir présenter à l'appui de la pétition que j'ai l'honneur d'adresser aux honorables Députés de la France. Elles prouvent :

1° Qu'une enquête officielle a été faite aux États-Unis d'Amérique, par ordre du gouvernement français, sur ma conduite dans ce pays, sur mon caractère moral et sur l'opinion des médecins américains touchant la contagion ou la non-contagion de la fièvre jaune, et ce dans le but de contrôler mes propres recherches ;

2° Que M. le ministre du Commerce a refusé formellement de faire publier, aux frais de l'administration, les documens provenant de cette enquête officielle, et même de m'en donner communication, lorsque je lui ai offert de les faire imprimer à mes frais ;

3° Elles font voir enfin que les résultats de l'enquête dont il s'agit sont entièrement à mon avantage, ainsi qu'à celui de la doctrine que je soutiens touchant le caractère non transmissible de la fièvre jaune.

CHERVIN, D. M. P.